中国医学临床百家·病例精解

首都医科大学附属北京佑安医院

传染病及感染性疾病

病例精解

金荣华 / 总主编
梁连春 / 主　编

科学技术文献出版社
SCIENTIFIC AND TECHNICAL DOCUMENTATION PRESS
·北京·

图书在版编目（CIP）数据

首都医科大学附属北京佑安医院传染病及感染性疾病病例精解 / 梁连春主编. —北京：
科学技术文献出版社，2022.7
ISBN 978-7-5189-8914-0

Ⅰ．①首…　Ⅱ．①梁…　Ⅲ．①传染病—病案—分析 ②感染—疾病—病案—分析
Ⅳ．① R51 ② R4

中国版本图书馆 CIP 数据核字（2022）第 013779 号

首都医科大学附属北京佑安医院传染病及感染性疾病病例精解

策划编辑：蔡　霞　责任编辑：陈　安　责任校对：张吲哚　责任出版：张志平

出　版　者	科学技术文献出版社	
地　　　址	北京市复兴路15号　　邮编　100038	
编　务　部	(010) 58882938，58882087（传真）	
发　行　部	(010) 58882868，58882870（传真）	
邮　购　部	(010) 58882873	
官方网址	www.stdp.com.cn	
发　行　者	科学技术文献出版社发行　全国各地新华书店经销	
印　刷　者	北京虎彩文化传播有限公司	
版　　　次	2022 年 7 月第 1 版　2022 年 7 月第 1 次印刷	
开　　　本	787×1092　1/16	
字　　　数	143 千	
印　　　张	14.5	
书　　　号	ISBN 978-7-5189-8914-0	
定　　　价	118.00元	

编委会

首都医科大学附属北京佑安医院 病例精解编委会名单

感染综合科

首都医科大学附属北京佑安医院
传染病及感染性疾病病例精解
编著者名单

主　编　梁连春

副主编　李侗曾

编　委　（按姓氏拼音排序）

　　　　陈晓芸　段忠辉　高丽娟　吉　杉　刘　洋

　　　　刘晓慧　马春华　牟丹蕾　王　扬　张　美

　　　　张佳莹

秘　书　马春华

主编简介

梁连春　首都医科大学附属北京佑安医院感染综合科主任、主任医师，北京医学会感染病学分会委员、北京预防感染协会常务委员，北京市优秀中青年医师。从事传染病、感染性疾病医、教、研工作30余年，期间曾接受影像诊断学、内科及重症医学的专业培训。擅长治疗各种传染病与感 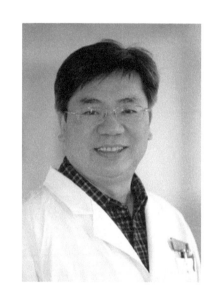 染性疾病、艾滋病及其相关性疾病，以及发热原因未明和新发、突发传染病及其危重症的救治。作为卫健委专家，多次进行突发传染病与疑难传染病会商，多次到外省市进行突发、新发传染病督察及指导工作。发表论文80余篇，任《SARS影像诊断图谱》执行主编、《实用传染病影像学》副主编、《感染性疾病》《实用临床检验学丛书》副主编等，参与多部著作编写。

序 言

　　首都医科大学附属北京佑安医院是一家以感染、传染及急慢性相关性疾病群体为主要服务对象和重点学科，集预防、医疗、保健、康复为一体的大型综合性医学中心，形成了病毒性肝炎与肝癌、获得性免疫缺陷综合征（艾滋病）与新发传染病、感染免疫与生物医学三大领域的优势学科。建有北京市肝病研究所、北京市中西医结合传染病研究所、国家中西医结合肝病重点专科、北京市乙型肝炎与肝癌转化医学重点实验室、北京市艾滋病重点实验室、北京市重大疾病临床数据样本资源库、首都医科大学肝病与肝癌临床研究所、北京市国际科技合作传染病转化医学基地。

　　作为感染性和传染性疾病的临床救治中心，首都医科大学附属北京佑安医院承担着北京市，乃至全国突发公共卫生事件及重大传染病的应急和医疗救治任务，积累了大量宝贵的临床经验。随着医学科技的进步，临床专业的划分与定位也日趋精细，对疾病诊疗精准化要求也不断提升。为让临床医生更好地掌握诊治思路、锻炼临床思维、提高诊疗水平，我们将收治的部分典型或疑难病例进行了分门别类的整理，并加以归纳总结和提炼升华，以期将这些宝贵的临床经验更好地留存和传播。

　　本套丛书是典型及疑难病例的汇编，是我院16个重点学科临床经验的总结和呈现，每个病例从主要症状、体征入手，通过病例特点的分析，逐步抽丝剥茧、去伪存真，最终找到疾病的本质，给予患者精准的诊疗。每个病例均通过对临床诊疗的描述，展示出作者的临床思维过程，最后再以病例点评的形式进行总结，体现了理论与实践的结合、多学科的紧密配合，是科室集体智慧的结晶，是编者宝贵经验的精华，相信对大家开拓临床思维、提高临床诊疗水平有所裨益。

　　本套丛书的编写得到了首都医科大学附属北京佑安医院广大专家们的大力支持和帮助，在此表示感谢。但由于水平有限，书中难免出现错漏之处；加之医学科学快速发展，部分观点需要及时更新，敬请广大读者批评指正。我们也将在提升医疗水平的同时，持续做好临床经验的总结和分享，与大家共同进步，惠及更多的同行与患者。

金荣华

前　言

　　传染病及感染性疾病能够在人与人、人与动物之间相互传播并广泛流行，严重威胁着人们的生命健康。人类社会的进程也一直与这一健康杀手相伴而行。从东汉年间张仲景所著《金匮药略》中对麻疹的记述，到中世纪流行于欧洲的"黑死病"，从欧洲殖民者带来各种传染病造成印第安原住民的几近灭绝，再到1918年西班牙流感造成的死亡人数甚至超过第一次世界大战战死人数的震撼，传染病一直隐藏在我们身边，伺机而动。2003年一场肆虐中华大地的"SARS"疫情，带给我们的不仅仅是痛苦与恐慌的记忆，深刻的教训也促使我们加深了对传染病的认识。

　　当一次未知的疫情来临时，首先面对它的可能是任何学科的医生，因此，传染性疾病是每一位临床医生都需要面对并不断学习的一门课程。本书精心筛选了首都医科大学附属北京佑安医院感染综合科诊治的40个临床真实病例，其中包含典型传染病及感染性疾病，传染感染性疑难、重症病例，新发传染病，以及相关非感染性疾病。本书以科学、实用、可读为宗旨，每个病例均包含详尽的病史，相关的化验检查、影像学及病理结果，诊断，治疗及随访记录。病例分析中包含了对该疾病的临床诊断思路，以及该病例中的知识点、新进展、经验分享等。最后的专家点评为主任医师对该病例的总结。对于基层医务工作者、刚步入临床工

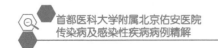

作的医学生、感染科及其他专业临床医生，本书可以作为传染病教材之外的一本实战参考书，为临床医生建立正确的传染病及感染性疾病临床诊疗思路提供帮助。

在此，感谢参与本书编写工作的各位临床医生在工作之余总结病例、查阅文献，不辞辛苦。让我们不断总结经验和教训，共同提高临床诊治水平，为患者提供更好的医疗服务。

目 录

第一章
感染性疾病

病例 1　流行性感冒

病历摘要

【基本信息】

患者，男，55 岁，主因"咳嗽、咳痰 4 天，发热 3 天"于 2019 年 1 月 9 日入院。2019 年 1 月 5 日出现咳嗽、咳白色黏痰，次日出现发热，体温最高达 39 ℃，伴畏寒、流涕、头痛、肌肉酸痛，自认为感冒，未治疗。1 月 8 日症状加重，某医院胸部 CT 提示肺炎，拟诊肺部感染，予以拉氧头孢治疗后症状未

1

见好转，体温升高达 41 ℃，并出现气短、喘憋，就诊于另一家医院，查 WBC 5.71×10⁹/L，N% 83.5%，CRP 192.6 mg/L，甲型流感抗原弱阳性，拟诊流行性感冒，甲型。予以"奥司他韦、头孢唑肟"抗感染治疗后症状有所缓解，为进一步治疗于 2019 年 1 月 9 日转入我院。既往高血压史 10 年，规律服药。糖尿病史 10 余年，未服药。6 年前因冠心病、心肌梗死，行冠状动脉支架植入术。

流行病学史：发病前 1 天接触发热、咳嗽患者。

【体格检查】

体温 36.8 ℃，脉搏 90 次 / 分，呼吸 32 次 / 分，血压 93/50 mmHg，体重指数 31，神志清楚，眼结膜充血，咽部充血，扁桃体无肿大，双肺呼吸音粗，可闻及干性啰音，腹部饱满，肝脾肋下未触及，余体征（－）。

【辅助检查】

血常规：WBC 2.36×10^9/L，N% 85.6%，PLT 108×10^9/L。CRP 259.3 mg/L；PTC 4.46 ng/L。甲型流感病毒抗原（－），乙型流感病毒抗原（－）。

血气分析：pH 7.439，PO_2 50.9 mmHg，PCO_2 29.4 mmHg，SaO_2 86.7%。

肝功能：ALT 78.3 U/L，AST 92.6 U/L，ALB 32.4 g/L，Cr 115.1 μmol/L。

胸部 X 线：双下肺炎症。

【诊断】

流行性感冒，甲型，危重症；重症肺炎；2 型呼吸衰竭；

肝功能不全；肾功能不全；冠状动脉粥样硬化性心脏病；陈旧性心肌梗死；支架植入术后；高血压 2 级，极高危；2 型糖尿病。

诊断依据：流感季节发病，有发热、咳嗽患者接触史；典型表现有发热、畏寒、流涕、头痛、肌肉酸痛，双肺呼吸音粗，可闻及干性啰音；外周血白细胞降低，甲型流感抗原弱阳性；胸部 X 线示双下肺炎症。

【鉴别诊断】

细菌性肺炎：发热、咳嗽、咳痰，多无流涕，肺部闻及湿性啰音，外周血白细胞升高，中性粒细胞百分比升高，流感抗原阴性，细菌培养阳性。

【治疗】

治疗原则：对症支持治疗、抗流感病毒治疗。

治疗方案：①帕拉米韦 300 mg，静脉滴注，每 12 小时 1 次。②异丙托溴铵，雾化吸入，每 12 小时 1 次；普米克令舒，雾化吸入，每 12 小时 1 次。

病例分析

本病例诊断流行性感冒危重症明确。2019 年 1 月 10 日患者体温 39.8 ℃，稍活动后即感喘憋、咳嗽、咳血痰，治疗上给予甲泼尼龙 60 mg，每日 1 次；1 月 11 日给予甲泼尼龙 40 mg，每日 1 次；1 月 12—15 日给予甲泼尼龙 20 mg，每日 1 次。患者体温正常，咳嗽、喘憋逐渐减轻，胸片双侧肺表现为弥漫性

笔记

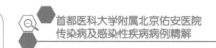

渗出性病变，胸片 CT 示弥漫性渗出性病变密度逐渐变淡；化验指标变化见表 1-1。

表 1-1　炎症指标与氧合的关系

	WBC（×10⁹/L）	N %（%）	HGB（g/L）	PLT（×10⁹/L）	CRP（mg/L）	PCT（ng/L）	FiO₂（L/min）	SaO₂（%）	PaO₂（mmHg）
1.9	2.36	85.6	148	108	259.30	4.46	>10	86～90	50.9
1.11	1.85	76.8	154	117	198.8	2.26	10	90～95	75.3
1.13	3.89	73.2	140	143	21.30	0.17	8	95～98	86.3

2019 年 1 月 15 日患者无发热，喘憋好转，仍咳少量血痰，1 月 14 日 CT 示双侧肺炎性渗出病变密度较 1 月 9 日降低；17 日喘憋明显好转，吸氧 2 L/min，氧饱和度 97%～98%。

1 月 18 日患者无发热、喘憋，仍有干咳；血常规正常、CT 示双侧肺病变明显吸收。20 日痊愈出院。

病例点评

流行性感冒是一种常见的季节性病毒性呼吸道传染病，常常不被重视，部分患者因并发重症肺炎、脑炎、心肌炎等严重并发症而危及生命。在临床工作中，多数临床医生忽视其流行病学史，不分析其临床、实验室特点，对流感肺炎影像学特点认识不足，加之流感抗原检测的局限性（阳性率低），常常将其误诊为细菌性肺炎，给予多种抗生素治疗，从而延误抗流感病毒的治疗。本患者血常规特点表现为白细胞降低，中性粒细胞明显升高，CRP 明显升高，PCT 中度升高，流感病毒抗原外院（弱阳性），入院当天检测流感病毒抗原（－），胸部

CT 提示双肺肺炎，易误诊为细菌性肺炎。本例患者仅给予储氧面罩吸氧、帕拉米韦抗流感病毒、雾化治疗，而没有应用抗生素。根据患者体格健壮，出现"细胞因子风暴"现象，肺部渗出性病变重，临床表现为呼吸衰竭、呼吸窘迫综合征（acute respiratory distress syndrome，ARDS），给予中等剂量甲泼尼龙，患者炎症迅速得以抑制，氧合逐渐改善，症状恢复。针对"细胞因子风暴"，及时、合理应用糖皮质激素，对抑制全身炎症性反应综合征有明显效果。

参考文献

1　中华人民共和国卫生健康委员会.流行性感冒治疗指南（2018 年版修订版）.中华人民共和国国家卫生健康委员会官网.

（梁连春）

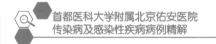

病例 2　甲型 H1 N1 流感

病历摘要

【基本信息】

患者，女，45 岁，主因"发热伴咳嗽 5 天"入院。患者于 2009 年 11 月 8 日出现发热、畏寒，体温最高达 39.5 ℃，咽部不适，刺激性干咳，咳少量黏痰，某医院拟诊"支气管炎"予以阿奇霉素 0.5 g，每天 1 次；2009 年 11 月 11 日出现胸闷、气短、喘息。血常规：WBC 2.84×10^9/L，N% 83.8%，PLT 132×10^9/L。胸片：肺纹理增粗。2009 年 11 月 13 日以"肺部感染"收入我院。既往身体健康。

流行病学史：发病前 5 天有发热患者接触史。

【体格检查】

体温 39.3 ℃，脉搏 130 次 / 分，呼吸 28 次 / 分，血压 125/74 mmHg。神志清楚，急性病容，双肺呼吸音粗，闻及干鸣音，腹部平软，肝脾肋下未触及，余体征（－）。

【辅助检查】

血常规：WBC 2.18×10^9/L，N% 84%，PLT 130×10^9/L。

血气分析：pH 7.466，PO_2 76 mmHg，PCO_2 35.4 mmHg，SaO_2 96%。

胸部 X 线：双下肺胸片多发斑片模糊影。

【诊断】

甲型 H1 N1 流感，危重症；重症肺炎；ARDS；呼吸衰竭。

诊断依据：①甲型 H1 N1 流感季节，有发热患者接触史；②发热、干咳、进行性呼吸困难；③ WBC 2.18×10^9/L，N% 84%；④双侧肺多发斑片渗出影。

【鉴别诊断】

（1）普通感冒：以散发为主，无季节性；中低发热、流涕、喷嚏等卡他症状为主；多无肺炎，3～5 天自愈。

（2）细菌性肺炎：发热、咳嗽、咳痰、双侧肺湿性啰音，上呼吸道症状轻，白细胞、中性粒细胞升高，细菌培养（＋）；抗生素治疗有效。

（3）其他间质性肺炎：如支原体肺炎、军团菌肺炎、急性呼吸综合征（severe acute respiratory syndrome，SARS）等。

【治疗】

（1）面罩吸氧。

（2）奥司他韦 150 mg，甲泼尼龙 40 mg，每 12 小时 1 次。

患者于 11 月 14 日发热 39.4 ℃，喘憋、胸痛、烦躁、咳粉红色泡沫痰、发绀；PO_2 43.6 mmHg、SaO_2 83%，给予甲泼尼龙 40 mg，每 12 小时 1 次。患者于 11 月 15 日晚因疑似"甲型 H1 N1 流感肺部感染"转入 ICU 病房，使用无创呼吸机辅助呼吸，PO_2 74.8 mmHg，SaO_2 93%。

11 月 16 日给予患者气管插管、呼吸机辅助呼吸（PEEP 25 cmH$_2$O、FiO$_2$ 60%、SaO_2 95%），甲型 H1 N1 流感病毒核酸（＋），给予甲泼尼龙 60 mg，每 12 小时 1 次。11 月 17—19 日

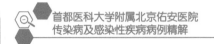

分别给予甲泼尼龙 80 mg、60 mg、40 mg。

11 月 21 日患者查体体温 39 ℃，脉搏 98 次 / 分，呼吸 20 次 / 分，血压 125/74 mmHg。同步间歇指令通气：PEEP 7 cmH$_2$O、FiO$_2$ 40%、SaO$_2$ 97%。pH 7.52，PO$_2$ 88.8 mmHg，PCO$_2$ 33.0 mmHg。

11 月 22 日查血常规：WBC 12.48×10^9/L，N% 90.9%，PLT 134×10^9/L。胸片示炎症较前明显吸收。

11 月 24 日查血常规：WBC 10.37×10^9/L，N% 89.6%，PLT 69×10^9/L。胸片示双侧肺病变明显进展，PO$_2$ 58 mmHg，PCO$_2$ 38.0 mmHg，SaO$_2$ 93%。同步间歇指令通气：PEEP 8 cmH$_2$O、FiO$_2$ 50%、SaO$_2$ 94%。考虑继发肺部感染。11 月 25 日给予亚胺培南 + 万古霉素抗感染治疗。

11 月 29 日痰培养鲍曼不动杆菌、血培养屎肠球菌，根据药敏抗生素换用左旋氧氟沙星 + 利奈唑胺。

12 月 2 日患者查体：体温 38 ℃，脉搏 131 次 / 分，呼吸 29 次 / 分，血压 125/74 mmHg；WBC 5.68×10^9/L，N% 82%，PLT 43×10^9/L。肝功能：AST 4221 U/L，LDH 3235 U/L，HBDH 1326 U/L；pH 7.31，PO$_2$ 80 mmHg，PCO$_2$ 67.0 mmHg，SaO$_2$ 94%。A/C：PEEP 10 cmH$_2$O、FiO$_2$ 65%、SaO$_2$ 94%。换用美洛培南 + 利奈唑胺。

12 月 5 日患者查体：体温 39 ℃，血培养鲍曼 + 醋酸钙不动复合体泛耐药，抗菌药换用舒普深 + 丁胺卡那 + 卡泊芬静，最终患者于 12 月 15 日治疗无效死亡。

病例分析

甲型 H1 N1 流感是一种由新型的甲型 H1 N1 流感病毒感染引起的急性呼吸道传染病。人群对甲型 H1 N1 流感病毒普遍易感，并可以相互传染。人感染甲型 H1 N1 流感病毒后的早期症状与普通流感相似，包括发热、咳嗽、喉痛、身体疼痛、头痛、发冷和疲劳等，部分患者病情可迅速发展，来势凶猛，体温超过 38 ℃，甚至继发严重肺炎、急性呼吸窘迫综合征、肺出血、呼吸衰竭及多器官损伤，导致死亡。此外，还可使患者原有的基础疾病加重。

应早期抗流感病毒治疗，以减轻症状，缩短病程，减少并发症，预防继发细菌感染。

病例点评

2009 年 3—4 月，美国、墨西哥暴发了一种新型甲型 H1 N1 流感（原称人感染猪流感），随后疫情很快在全球蔓延。该病毒与以往季节性流感病毒不同，该病毒毒株含有猪流感、禽流感和人流感三种流感病毒的基因，主要侵犯年轻人。多数患者病情温和，少数患者病情严重，进展迅速，甚至出现死亡。

本例患者为甲型 H1 N1 流感危重症病例，经积极氧疗、抗病毒及对症支持治疗，于发病 2 周时病情明显缓解；但患者在流感恢复期反复继发细菌感染，这是导致患者死亡的主要原因。

参考文献

1. 中华人民共和国卫生部 . 甲型 H1 N1 流感诊疗方案（2009 年试行第一版）[J]. 传染病信息 .2009，22（3）：1-3.

（梁连春）

病例 3 人感染 H7 N9 禽流感

病历摘要

【基本信息】

患者，女，56 岁，主因"发热、咳嗽 9 天，喘憋 5 天，加重 1 天"于 2017 年 6 月入住我院。患者于入院前 9 天出现发热、咳嗽，无痰，当地诊所予以"抗生素"治疗，病情无好转，入院前 5 天咳嗽加重，出现胸闷、气促，活动后明显，伴有头晕、恶心。入院 2 天前就诊于当地医院，胸片示右肺及左下肺模糊片状高密度影。查血常规示 WBC $3.81×10^9$/L，L% 11.7%。1 天前症状加重，就诊于北京某医院，血常规：WBC $3.8×10^9$/L，N% 72%，L% 11.7%，血气分析为 1 型呼吸衰竭，诊断为"肺部感染、呼吸衰竭、感染性休克"，予以气管插管、呼吸机辅助呼吸，予以升压治疗，予以美罗培南、莫西沙星抗感染治疗，后当地疾病预防控制中心查痰标本示 H7 N9 核酸检测阳性，为进一步诊治转入我院。既往体健。

流行病学史：家中养鸡 10 只，发病前 2 周内有 2 只死亡。同村有类似家禽死亡情况。

【体格检查】

体温 37 ℃，脉搏 92 次 / 分，呼吸 22 次 / 分，血压 100/70 mmHg，药物镇静状态，双侧肺呼吸音粗，心律齐，心音可。腹部软，肝脾肋下未触及，移动性浊音（－），双下肢不肿。

【辅助检查】

血常规：WBC $5.7×10^9$/L，N% 84%，L% 13.2%。血气分析：pH 7.53，PO_2 68 mmHg，PCO_2 30 mmHg，乳酸 3.9 mmol/L，PCT 0.44 ng/mL。

胸片：双肺透亮度减低，见模糊斑片影。

咽拭子、痰标本 H7 N9 核酸（北京市某区疾病预防控制中心）结果（＋）。

【诊断】

人感染 H7 N9 禽流感，危重症；重症肺炎；ARDS；模型呼吸衰竭；脓毒症休克；高乳酸血症。

诊断依据：患者于发病前 10 天内有禽类、死禽接触史；出现高热、呼吸困难，病情进行性进展，出现呼吸窘迫、感染性中毒性休克；影像学表现为右肺及左下肺模糊片状高密度影；血常规示白细胞总数降低，咽拭子、痰标本 H7 N9 核酸结果为（＋）。

【治疗】

（1）继续呼吸机辅助呼吸（参数：PC 14 cmH_2O、PEEP 14 cmH_2O、FiO_2 60%，F 22 次/分，控制潮气量在 350 mL 左右，SO_2 93%）。

（2）继续去甲肾上腺素持续泵入维持血压。

（3）帕拉米韦 600 mg，每日 1 次。美罗培南 1.0 g，每8 小时 1 次。

（4）镇静、肠内营养、抗凝等综合治疗。

患者于 6 月 10 日血压恢复正常，稳定，停用去甲肾上腺素；6月11日拔出气管插管；6月12日胸部 CT 好转。

6月19日：患者体温正常、轻度干咳，无明显呼吸困难，WBC $5.12×10^9/L$，N% 54.4%，肝功能正常，出院回当地恢复治疗。

病例分析

人感染 H7 N9 禽流感是由 H7 N9 亚型禽流感病毒引起的急性呼吸道传染病，传染源为携带 H7 N9 禽流感病毒的禽类。患者通过呼吸道传播或密切接触感染病禽、死禽的分泌物或排泄物而感染，或通过接触病毒污染的环境而感染。目前，大部分为散发病例，有数起家庭聚集性发病，尚无持续人群间传播的证据。

本患者有明确禽类、死禽接触史，出现高热、干咳等症状，第一次就医，当地医生未询问流行病学史，按一般上呼吸道感染给予抗生素治疗，病情无缓解。5 天后咳嗽加重，出现胸闷、气促，活动后明显，伴有头晕、恶心，胸片示肺大片炎症，此时当地医生仍未考虑人感染禽流感诊断，最终到北京后确诊，及时收入 ICU 救治。

病毒感染诱发"细胞因子风暴"是重症肺炎、多脏器衰竭的主要致病机制。多数感染 H7 N9 禽流感病毒的患者会并发肺炎，短期内进展为重症肺炎、ARDS，甚至因多脏器功能衰竭而死亡。影像学表现为间质性肺炎，大小不等的、可累及单肺叶或多肺叶的磨玻璃影或实变影，恢复期可见网格影及肺组织牵拉变形等表现。

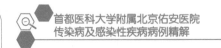

治疗的主要措施为抗病毒治疗。抗病毒药物应尽早使用，无须等待病原学检测结果，越早进行抗病毒治疗患者获益越大，即使发病超过 48 小时也应进行抗病毒治疗。

病例点评

人感染 H7 N9 禽流感是由甲型 H7 N9 禽流感病毒感染引起的急性呼吸道传染病。重症肺炎病例常并发急性呼吸窘迫综合征、脓毒性休克、多器官功能障碍综合征（multiple organ dysfunction syndrome，MODS）甚至导致死亡。早发现、早报告、早诊断、早治疗，加强重症病例救治，是提高治愈率、降低病死率的关键。

本例患者接触病死禽后，出现发热、干咳，抗生素治疗无效，且存在胸闷、气短、进行性呼吸困难，血白细胞、中性粒细胞比例无升高，右肺及左下肺模糊片状高密度影，胸部 CT 示双肺大面积磨玻璃影和实变影，应首先想到人感染 H7 N9 禽流感诊断，应严密隔离，及时予以人感染 H7 N9 禽流感病毒核酸检测确诊，早期抗流感病毒治疗及重症医学救治是降低病死率的关键。

预防的主要措施是避免与禽类及其分泌物、排泄物接触。中国采取禽类集中养殖、疫苗接种、集中宰杀、冰鲜上市等措施后，人感染 H7 N9 禽流感发病率明显下降。

参考文献

1. SIVANANDY P，ZI XIEN F，WOON KIT L，et al. A review on current trends in the treatment of human infection with H7 N9-avian influenza A[J].J Infect Public Health，2019，12（2）：153-158.

2. WANG X，WU P，PEI Y，TSANG T K，et al. Assessment of Human-to-Human Transmissibility of Avian Influenza A（H7 N9）Virus Across 5 Waves by Analyzing Clusters of Case Patients in Mainland China，2013-2017[J]. Clin Infect Dis，2019，68（4）：623-631.

3. 中华医学会呼吸病学分会 中华医学会儿科学分会 . 流行性感冒抗病毒药物治疗与预防应用中国专家共识 [J]. 中华医学杂志，2016，96（2）：85-90.

4. 国家卫生和计划生育委员会 . 人感染 H7 N9 禽流感诊疗方案（2017 年第 1 版）[J]. 传染病信息，2017，30（1）：1-4.

（段忠辉）

病例 4　严重急性呼吸综合征

病历摘要

【基本信息】

患者，女，27岁，主因"发热、咳嗽10天，呼吸困难2天"入院。2003年4月16日无明显诱因出现发热39 ℃，畏寒无寒战，伴咳嗽，少量白色黏液痰，乏力、头痛、头晕、肌肉酸痛，外院诊断"上呼吸道感染"，予以对症治疗（具体药物不详）4天后，体温降至37.7 ℃，胸片示"右下肺肺炎"，予以罗红霉素0.15 g，治疗4天，体温波动于37.7～39 ℃，咳嗽加重，伴气短、呼吸困难，为进一步治疗于2003年4月20日转入我院。

流行病学史：患者母亲为SARS患者。

【体格检查】

体温38.8 ℃，脉搏130次/分，呼吸32次/分，血压130/80 mmHg，体重指数31。神志清楚，眼结膜充血，咽部充血，扁桃体无肿大；呼吸急促，双肺呼吸音粗，可闻及干性啰音；腹部饱满，肝脾肋下未触及，余体征（-）。

【辅助检查】

血常规：WBC $7.0×10^9$，N% 67%，L% 9.6%。

生化：ALT 276 U/L，AST 152 U/L，LDH 698 U/L，HBDH 668 U/L。

T 淋巴细胞亚群：CD4 191 mm^3，CD8 136 mm^3，CD4/CD8 1.4。

SARS 病毒核酸检测（＋）。

胸部 X 线、CT：双肺弥漫性磨玻璃影、实变影。

【诊断】

严重急性呼吸综合征；重症肺炎；ARDS；呼吸衰竭；肝功能不全。

诊断依据：有明确严重急性呼吸综合征患者接触史；发热、咳嗽、乏力、头痛、肌肉酸痛，呼吸困难；查体见急性病容，精神较弱，双肺呼吸音粗，可闻及干性啰音；血白细胞、中性粒细胞正常；SARS 病毒核酸检测（＋）；胸部 X 线、CT 示双肺弥漫性磨玻璃影、实变影。

【鉴别诊断】

（1）流行性感冒：在发病季节、临床症状、影像表现上均类似于 SARS，尤其合并肺炎重症患者与 SARS 难以鉴别，只能通过病原体核酸检测进行鉴别。但从流行病学分析，SARS 仅流行于 2002 年冬至 2003 年春季，此后未再流行。

（2）细菌性肺炎：常有受寒、劳累等诱因，常见症状有发热，咳嗽，咳痰、量多，痰色因感染菌而异，查体肺部多有湿性啰音。白细胞、中性粒细胞多升高，抗生素治疗有效，预后较好。

（3）肺孢子菌肺炎（pneumocystis carinii pneumonia，PCP）：多发生于免疫功能低下或长期应用免疫制剂的人群，多表现为进行性呼吸困难，双肺对称性渗出性间质性炎症；白细胞、中

17

性粒细胞多升高，复方新诺明治疗有效。确诊需痰或肺泡灌洗液找到肺孢子菌滋养体或包囊。

【治疗】

（1）呼吸道隔离，无创呼吸机辅助通气。

（2）沐舒坦 60 mg，每 8 小时 1 次；利巴韦林 0.8 g，每日 1 次；头孢哌酮 3.0 g，每 12 小时 1 次。

（3）甲泼尼龙 80 mg，每 12 小时 1 次。

（4）胸腺素、丙种球蛋白调节免疫功能。

患者在无创呼吸机辅助通气下，PaO_2 59.5 mmHg，SaO_2 96%，咳嗽、喘憋加重，呼吸困难，甲床发绀，次日予以甲泼尼龙 120 mg，每 12 小时 1 次、亚胺培南 1.0 g，每 12 小时 1 次。经上述治疗无明显效果，患者于 2 天后临床死亡。

病例分析

SARS 是由 SARS 冠状病毒（SARS-CoV）引起的急性呼吸道传染病。该病主要通过近距离空气飞沫和密切接触传播，临床上以发热、乏力、头痛、肌肉关节酸痛等全身症状和干咳、胸闷、呼吸困难等呼吸道症状为主要表现，部分病例可有腹泻等消化道症状。胸部 X 线检查可见肺部具有一定特征性的炎性浸润影，实验室检查外周血白细胞计数正常或降低，抗菌药物治疗无效。重症病例表现明显的呼吸困难，并可迅速发展成为急性呼吸窘迫综合征。

本病例为典型 SARS 危重症病例。疾病初期感染中毒症状重，很快并发肺部炎症，由于 SARS 为新发传染病，人类对 SARS 认识不足，医务人员按一般呼吸道疾病处置，患者病情无缓解，肺部炎症进展迅速。住进医院时患者病情已进展为严重呼吸衰竭，已失去最佳救治时机。

病例点评

SARS 是 2002 年冬季至 2003 年春季在我国暴发的一种新发传染病，是由 SARS-CoV 引起的一种急性呼吸道传染病，在家庭和医院有显著的聚集现象。由于疾病早期人类对 SARS 认识不足，致病病原体不明，导致临床救治混乱。

新发、突发传染病特点：突发起病，病原体不明，传染性强，疾病进展迅速，以危重病例为主。本例患者有流行病学史、典型临床表现和影像学表现，但由于专业不同，致使患者未及时诊治，于病程第 10 天才在专科医院确诊，最终因呼吸衰竭、ARDS、多脏器衰竭死亡。

对 SARS 危重症病例，医务人员必须具有突发、新发传染病早期识别能力、处置能力、综合救治能力。针对 SARS 危重症及其晚期患者，应由重症医学专业医生救治。

经历突发、新发传染病 SARS、甲型 H1 N1 流感、手足口病、禽流感等疫情的处置后，我国建立起了重大突发、新发传染病监测系统，随着分子生物学技术的进步，对新发、突发传染病病原检测能力大大提高；医疗机构突发、新发传染病应对处置能力、临床诊治能力得到明显提高，能够更好地为人民群众健康保驾护航。

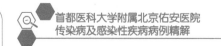

参考文献

1. 梁连春.甲型 H1 N1 流感病例临床分析 [J].中华医学杂志，2010，90（29）：2071-2073.

2. CAO B，LI X W，MAO Y，et a1.Clinical features of the initial cases 0f 2009 pandemic influenza A（HlN1）virus infection in China[J]. N Engl J Med，2009，361（26）：2507-2517.

3. 梁连春，李铁一，郭雁滨，等.严重急性呼吸综合征临床特征与胸部 X 线影像动态变化 [J].中华结核呼吸杂志.2003，26（11）：711-713.

（梁连春）

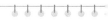

病例 5 细菌性痢疾

📋 病历摘要

【基本信息】

患者，男，8 岁，主因"发热、腹痛、腹泻 2 天，脓血便 1 天"收入我科。患者于 2 天前无明显诱因出现发热 37.6 ℃，伴腹隐痛、腹泻，黄色稀便，5 次 / 日，伴恶心、呕吐 3 次，呕吐胃内容物，未治疗。1 天前发热 38.3 ℃，腹痛、脓血便 8 次，量少，伴里急后重，就诊于北京某医院。查血常规示 WBC 16.5×10^9/L，N% 90.1%，PLT 3955×10^9/L；便常规示白细胞满视野，红细胞 6/HPF。拟诊：感染性腹泻，细菌性痢疾可能，现为进一步诊治转入我院。既往体健。

流行病学史：居住农村，常生食蔬菜、水果。

【体格检查】

神志清楚，精神弱，皮肤、巩膜无黄染，咽无充血，扁桃体无肿大；双肺未闻及明显干、湿性啰音，各瓣膜区未闻及杂音；腹平坦，肝脏肋下未触及，全腹无压痛，反跳痛（－），肠鸣音 6 ～ 8 次 / 分，移动性浊音（－）；双下肢无水肿。

【辅助检查】

血常规：WBC 14.65×10^9/L，N% 88.5%，PLT 328.5×10^9/L，Hb 168 g/L；快速轮状病毒抗体检测（－）；便涂片大量革兰阴

性杆菌，少量革兰阳性球菌，未见真菌孢子及菌丝；降钙素原 0.1 ng/mL；

便培养：痢疾杆菌。

【诊断】

细菌性痢疾。

诊断依据：居住农村，常生食蔬菜、水果，急性起病；发热，伴恶心、呕吐、腹痛、腹泻，脓血便，里急后重明显；血常规示 WBC 16.5×10⁹L，NEUT% 90.1%，PLT 3955×10⁹/L；便常规示白细胞满视野、红细胞 6/HPF。便培养：痢疾杆菌。

【鉴别诊断】

（1）其他细菌性肠道感染：如肠侵袭性大肠埃希菌、空肠弯曲菌及产气单胞菌等细菌引起的肠道感染也可出现痢疾样症状，鉴别有赖于粪便培养检出不同的病原菌。

（2）细菌性胃肠型食物中毒：因进食被沙门菌、金黄色葡萄球菌、副溶血弧菌、大肠埃希菌等病原菌或它们产生的毒素污染的食物引起。有进食同一食物集体发病病史，粪便镜检通常白细胞不超过 5/HFP。确诊有赖于从可疑食物及患者呕吐物、粪便中检出同一细菌或毒素。

（3）肠结核：有低热盗汗、营养障碍等结核中毒症状，大便多为黄色糊状，带黏液而少脓血，可腹泻、便秘交替。此患者急性发病，以高热、稀水样腹泻为主要表现，暂不支持此诊断。

【治疗】

（1）消化道隔离。

（2）头孢唑肟 0.2 g，静脉滴注，每 8 小时 1 次。

（3）补液、对症治疗。

经上述治疗 3 天后患者体温正常，腹痛消失，腹泻逐渐好转，5 天后痊愈出院。

病例分析

细菌性痢疾（菌痢）是由志贺菌引起的肠道传染病。菌痢主要通过消化道传播，终年散发，夏、秋季可引起流行。其主要病理变化为直肠、乙状结肠的炎症与溃疡，主要表现为腹痛、腹泻、排黏液脓血便及里急后重等，可伴有发热及全身毒血症状，严重者可出现感染性休克和（或）中毒性脑病。临床上根据病程长短和病情轻重可分为急性菌痢、慢性菌痢，急性菌痢根据毒血症及肠道症状轻重，可分为普通型、轻型、重型、中毒性菌痢；慢性菌痢又分为慢性迁延型、急性发作型、慢性隐匿型。

菌痢通常根据流行病学史、症状体征及实验室检查进行综合诊断，确诊依赖于病原学的检查。菌痢多发生于夏、秋季，有不洁饮食或与菌痢患者接触史。急性期临床表现为腹痛、腹泻、排黏液脓血便及里急后重，左下腹有明显压痛。慢性菌痢患者则有急性痢疾史，病程超过 2 个月而病情未愈。中毒性菌痢以儿童多见，有高热、惊厥、意识障碍，以及呼吸、循环衰竭，起病时胃肠道症状轻微，甚至无腹痛、腹泻，常需盐水灌肠或肛门拭子行粪便检查方可诊断。粪便镜检有大量白细胞（≥ 15/HFP）、脓细胞及红细胞即可诊断。确诊有赖于粪便培养出痢疾杆菌。

治疗包括消化道隔离、抗菌治疗、对症治疗。

细菌性痢疾的预防采用以切断传播途径为主的综合预防措施，同时应做好传染源的管理。

病例点评

细菌性痢疾（bacillary dysentery，BD）是由志贺菌（Shigella）感染引起的肠道传染病。菌痢主要通过消化道传播，夏、秋季多发。随着人们饮食、水卫生条件的改善，该病发病率明显下降；但在卫生条件差的一些地区，尤其是食品、水源被污染，或苍蝇、蟑螂等间接造成污染的地区，人们易患该病。普通型细菌性痢疾根据典型临床表现容易诊断。对于儿童中毒性菌痢、慢性菌痢易误诊、漏诊。

中毒型菌痢多见于2～7岁体质好的儿童。起病急骤，全身中毒症状明显，高热达40 ℃以上，患者精神萎靡、面色青灰、四肢厥冷、呼吸微弱、皮肤花纹、反复惊厥、嗜睡，甚至昏迷，而肠道炎症反应极轻。按临床表现可分为休克型（以感染性休克为主要表现）、脑型（以中枢神经系统症状为主要表现）和混合型（兼具以上两型的表现，最为凶险）。这是由于痢疾杆菌内毒素的作用，并且可能与某些儿童的特异性体质有关，因此要综合判断，及时行肛门拭子检查。

慢性菌痢可反复发作或迁延不愈达2个月以上，可能与急性期治疗不当或致病菌种类（福氏菌感染易转为慢性）有关，也可能与全身情况差或胃肠道局部有慢性疾病有关。主要病理变化为结肠溃疡性病变，溃疡边缘可有息肉形成，溃疡愈合后留有瘢痕，导致肠道狭窄。

参考文献

1. 贾蕾，吕冰，田祎，等.北京市 2008-2017 年细菌性痢疾病原学监测分析 [J].中华流行病学杂志，2019，40（2）：165-169.

2. 杨绍基.传染病学 [M].8 版.北京：人民卫生出版社，2013：178-183.

3. 陈天月，张学峰，孟晨鑫.氟喹诺酮类药物左氧氟沙星联合黄连素治疗细菌性痢疾的有效性分析 [J].中国药物经济学，2018，13（7）：90-92.

4. 李建立.蒙脱石散联合左氧氟沙星治疗成人急性细菌性痢疾的效果观察 [J].中国处方药，2018，16（1）：85-86.

5. 刘霞.细菌性痢疾的临床特点及护理要点 [J].中国保健营养（中旬刊），2014，24（3）：1389.

6. 张颖.浅谈细菌性痢疾的发病特点及防治方法 [J].求医问药（学术版），2012，10（9）：220-221.

（高丽娟）

病例 6　伤寒

病历摘要

【基本信息】

患者，男，22 岁，主因"发热伴腹痛、腹泻 16 天"于 2010 年 7 月 26 日在回北京的火车上出现发热（未测体温），畏寒、寒战持续 5 分钟左右，伴恶心、无呕吐，脐周疼痛，黄色稀水样便，无脓血和黏液，无里急后重，无明显咳嗽、咳痰、尿频、尿急，未治疗。7 月 28 日到某社区医院就诊，测体温 36.8 ℃，考虑上呼吸道感染予以对症治疗，当日夜间出现发热，体温 39.8 ℃，畏寒、寒战持续 40 分钟左右，黄色稀水样便 5 ～ 6 次 / 日，遂到某医院查血常规、胸片，结果正常，以发热待查予以退热、补液及对症治疗，发热仍持续不退。为进一步治疗于 2010 年 8 月 10 日转入我院。2 周前去四川旅游。既往身体健康。

流行病学史：半个月前外出旅游，有外出就餐史。

【体格检查】

体温 40.0 ℃，脉搏 100 次 / 分，呼吸 24 次 / 分，血压 100/70 mmHg，神志清楚，精神弱，咽部无充血，扁桃体无肿大。双肺呼吸音粗、可闻及干性啰音，腹部平坦，肝脾肋下未触及，腹部叩诊鼓音，肠鸣音 5 ～ 6 次 / 分，余体征（ - ）。

【入院检查】

血常规：WBC $3.2 \times 10^9/L$，PLT $121 \times 10^9/L$，N% 65.4%，EOS% 0.04%。尿常规：蛋白（++），尿胆原（+）。便常规：便潜血（+），WBC 1～2/HP，RBC 2～3/HP。ESR 11 mm/h，病毒九项（-），肝功能：ALT 73 U/L，AST 56 U/L。

肥达试验：O：1：160，H：1：320。

腹部 B 超：肝脾大。

立位腹平片：左中腹、下腹部肠管轻度扩张、积气，中腹部小气液平。

血培养：伤寒沙门菌（外院）。

【诊断】

伤寒；肝功能不全。

诊断依据：①半个月前外出旅游，有外出就餐史。②发热，畏寒、寒战持续 5 分钟左右，伴恶心无呕吐，脐周疼痛，黄色稀水样便，无脓血和黏液，无里急后重。③ WBC $3.2 \times 10^9/L$，PLT $121 \times 10^9/L$，N% 65.4%，EOS 0.04；便潜血（+），WBC 1～2/HP，RBC 2～3/HP；肥达试验：O：1：160，H：1：320；腹部 B 超示肝脾大；血培养见伤寒沙门菌（外院）。

【鉴别诊断】

（1）伤寒：患者夏季外出旅游发病，主要症状为持续发热、反复寒战、腹疼、黄色稀水样便，外周血白细胞降低。尿常规：蛋白（++），尿胆原（+）。便常规：WBC 2～3/HP，RBC 1～2/HP。

（2）G⁻ 败血症：患者发热，寒战，肝脾肿大，白细胞减少，蛋白（++），应考虑 G⁻ 败血症，但患者呼吸道、胆道、泌尿道等未发现明显感染灶，常有皮肤淤点、淤斑，血培养可找到相应致病菌。

（3）上呼吸道感染：患者发热、反复寒战、腹疼、黄色稀水样便，外周血白细胞降低，但无咽痛、鼻塞、流涕、咳嗽、咳痰等呼吸道症状，病程一般不超过 1 周，可除外上呼吸道感染。

【治疗】

治疗原则：消化道隔离、对症支持、补液、抗肠道感染治疗。

治疗方案：①对乙酰氨基酚退热；②补葡萄糖、氯化钠液 1000 mL/d；③头孢哌酮—舒巴坦 3.0 g，每 12 小时 1 次。

经过以上治疗 5 天，腹痛消失、腹泻减轻（每日 2 ~ 3 次，黄色糊状便），发热仍38 ℃左右。复查血常规：WBC 3.6×10⁹/L，PLT 109×10⁹/L，N% 68.9%，EOS% 0.04%×10⁹/L。尿常规：蛋白（++），尿胆原（+），便常规：WBC 1 ~ 2/HP，RBC 0 ~ 1/HP。抗生素更换为左氧氟沙星 0.5 g，每日 1 次，5 天后体温逐渐恢复正常，腹泻停止，复查血常规、尿生化、便常规。患者要求自动出院。

病例分析

伤寒是由伤寒杆菌引起的一种急性肠道传染病，一年四季均可发病，但以夏、秋季为多，特别是在卫生条件差的地区，洪水、战争、地震等自然灾害会使本病大流行。典型表现为持续高热、腹痛、便秘或腹泻、肝脾大，部分患者出现皮疹及脉搏相对缓慢，如不及时诊治可发生肠出血、肠穿孔等并发症。实验室检查常见白细胞减少和嗜酸性粒细胞消失，单核细胞相对增多。绝大多数患者肥达反应阳性，肥达反应应在发病一周后检测，一般以"O"凝集效价在 1∶80 及 1∶80 以上和"H"在 1∶160 及 1∶160 以上为阳性。若效价逐渐升高，那么其诊断意义更大。伤寒杆菌培养阳性是确诊伤寒的依据，一般用血培养、骨髓培养或胆汁培养阳性率高。

本患者在旅游过程中有不洁饮食，出现高热、反复寒战、伴恶心无呕吐、脐周疼痛、黄色稀水样便就诊，因血常规、便常规、肥达反应均提示伤寒诊断，血培养出伤寒沙门菌而确诊。

📋 病例点评

伤寒是由伤寒沙门菌感染引起的消化道传染病，常发生于夏、秋季，因进食被伤寒沙门菌污染的饮食、水等被感染，尤其在卫生条件较差的农村地区发病率高。临床表现为持续发热、表情淡漠、腹部不适、肝脾大及白细胞降低。由于基层医院医疗条件有限，临床无特异的诊断方法、细菌培养率低，常常延误诊治。延迟就诊、抗生素的应用等导致患者就诊时伤寒的临床表现多不典型，如多表现不规则发热、很难见到玫瑰疹。部分患者未及时诊治，病情恶化可致肠道出血、肠穿孔。本患者在旅游过程中可能进食不洁饮食，表现为典型高热、寒战、腹痛、腹泻，无明显脓血便、里急后重等，应考虑到伤寒

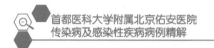

可能。该患者最后就诊于北京某传染病专科医院而得到及时诊断和治疗。

参考文献

1. 李兰娟，任红. 传染病学 [M]. 9 版. 北京：人民卫生出版社，2018.

（马春华）

病例 7　副伤寒

病历摘要

【基本信息】

患者，女，31 岁，主因"发热 21 天"入院。患者于 2019 年 5 月 1 日食用剩饭后出现身体不适，未诊治。5 月 4 日出现发热，体温 38.5~39.8 ℃，伴畏寒、无寒战，无恶心、呕吐，无腹痛、腹泻。就诊于衡水某医院，查血常规 WBC 1.19×10^9/L，EOS 0，MONO 13.1%，N% 55.1%，LYMPH 31.7%，PLT 121×10^9/L；尿常规、胸片、腹部 B 超均正常。拟诊：感冒，给予感冒清热颗粒，体温波动于 37.5~38.3 ℃，5 月 12 日就诊于当地医院，初步诊断为感冒，给予奥司他韦、蒲地蓝。5 月 14 日肥达反应：O：1：320，H：1：160，A：1：20，B：1：40，C：1：20。外斐反应：OX_k：1：40，OX_{19}：1：40，OX：1：80。拟诊伤寒，给予左氧氟沙星治疗 4 天，体温明显下降，仍低热，体温 37.5~37.8 ℃。5 月 18 日北京某医院查血 WBC 1.28×10^9/L，EOS% 0%，MONO% 16.0%，N% 34.0%，L% 50.0%，PLT 121×10^9/L；便常规（－）、布鲁菌 IgG（－）、肝功能正常。为进一步诊治于 2019 年 5 月 22 日收入我院。

既往体健。

【体格检查】

体温 36.5 ℃，脉搏 82 次 / 分，呼吸 20 次 / 分，血压 83/56 mmHg，神志清楚、精神尚可，全身皮肤无皮疹，浅表淋巴结无肿大，巩膜无黄染，心肺未闻及异常，腹部平软，无压痛、反跳痛，肝脾肋下未触及，余体征（–）。

【辅助检查】

血常规 WBC 1.37×10^9/L，HGB 106 g/L，N% 26.3%，L% 56.2%，EOS% 0 %，MONO% 15.3%，PLT 134×10^9/L。

白细胞分类：中性杆状核粒细胞 6%，中性分叶核粒细胞 28%，L% 40%，M% 12%，异型淋巴细胞 14%。

肥达–外斐反应：O：1：160，H：1：320，A：1：40，B：1：640，OX_{19}（–）。

【诊断】

副伤寒（乙型）

诊断依据：有不洁饮食；发热，伴畏寒无寒战，无明显消化道症状；白细胞明显降低、淋巴细胞升高，嗜酸性粒细胞 0；肥达–外斐反应：O：1：160，H：1：320，B：1：640。

【鉴别诊断】

（1）上呼吸道感染：本病表现有高热、头痛、白细胞减少。除此之外，诊断本病须咽疼、鼻塞、咳嗽等上呼吸道症状明显，病程不超过 1 ～ 2 周。

（2）疟疾：诊断该病须有疫区居住、蚊子叮咬史，有规律性发热、寒战、热退大汗，体温波动大，血色素下降，外周血涂片可找到疟原虫。

（3）斑疹伤寒：流行性斑疹伤寒多见于冬、春季，地方性斑疹伤寒多见于夏、秋季。一般起病较急，脉搏较速，多有明显头痛。第 5 ～ 6 天出现皮疹，数量多且可有出血性皮疹。外斐反应阳性。治疗后退热比伤寒快。

（4）革兰阴性菌败血症：本病表现高热、肝脾大、白细胞减少与伤寒类似，可借助原发灶，寒战明显鉴别，常有皮肤淤点、淤斑，白细胞总数虽可减少，但中性粒细胞升高，血培养可分离出致病菌。

【治疗】

（1）消化道隔离至临床症状消失，连续 2 次便培养副伤寒杆菌阴性。

（2）左氧氟沙星 0.5 g，每日 1 次，疗程 14 天（儿童、孕妇可用第三代头孢菌素）。

病例分析

副伤寒是由副伤寒甲、乙、丙三种沙门杆菌引起的急性传染病。副伤寒甲型、乙型的临床表现与伤寒相似，但病情更轻、病程较短，多表现为轻型伤寒、急性胃肠炎或脓毒血症。

副伤寒乙多因水源和食物污染产生，常年散发，一年之中夏、秋季最多。患者群以儿童、青壮年居多。

主要临床表现：发病初期，全身不适、乏力、食欲减退、咽痛与咳嗽，晚期症状表现为高热持续不退，热型主要为稽留热，少数呈弛张热型或不规则热型，持续 10 ～ 14 天。消化系统症状、食欲缺乏较前更为明显，腹部不适，腹胀，可有便秘或腹泻，下腹有轻压痛。

可伴有相对缓脉、玫瑰疹、表情淡漠、反应迟钝、听力减退。查体可有肝脾大。

病例点评

副伤寒多因水源和食物污染而感染。常年散发，一年之中夏、秋季最多。由于早期症状类似上呼吸道感染、肠道感染、败血症等易被误诊。首先初诊医生往往给予抗生素治疗，造成临床表现不典型；其次，非专科医生对伤寒、副伤寒的认识、诊治经验不足；再次，副伤寒菌培养率极低，部分医院不能做肥达–外斐反应试验。

参考文献

1. 中国疾病预防控制中心. 中国重点传染病和病媒生物监测报告 [D]. 北京：中国疾病预防控制中心，2012：145-158.

（刘　洋）

病例 8　流行性腮腺炎

病历摘要

【基本信息】

患者，男，12 岁，以"耳垂下肿大 4 天，伴睾丸疼痛 1 天"为主诉。

患者于 4 天前无明显诱因出现双侧耳垂下红肿伴触痛，无发热、口腔流脓，无畏寒、寒战，无恶心、呕吐、腹痛、腹泻等不适，未重视，未就诊。1 天前患者出现双侧睾丸红肿、疼痛，遂就诊当地县医院，考虑流行性腮腺炎，建议转上级医院进一步治疗，现为进一步就诊前来我院，急诊以"流行性腮腺炎"收入我科。既往史、个人史、家族史无特殊，否认冶游史。

流行病学史：无类似患者接触史，免疫接种史不详。

【体格检查】

体温 37.5 ℃，脉搏 74 次 / 分，呼吸 20 次 / 分，血压 125/75 mmHg，神志清楚，两侧以耳垂为中心肿胀，触痛明显，双侧睾丸及阴囊红肿、轻微压痛。心肺腹未见异常，神经系统查体（−）。

【辅助检查】

血常规：WBC $7.26×10^9$/L，N% 77.2%。

血淀粉酶 1029 U/L，尿淀粉酶 8500 U/L。

腮腺 B 超：双侧腮腺弥漫性回声，厚 21 mm，其内散在低回声。

睾丸 B 超：左侧睾丸肿大，双侧鞘膜腔积液。

腹部 B 超：肝内钙化灶，胰腺未见异常。

【诊断】

流行性腮腺炎；睾丸炎。

诊断依据：患者为幼年男性，急性起病。主要表现为双侧腮腺肿大，睾丸肿痛。查体：双侧腮腺以耳垂为中心肿大，触诊无波动感，与周围组织分界清楚，腮腺开口无脓性分泌物溢出。腹平软，无压痛、反跳痛，双侧睾丸及阴囊红肿，轻度压痛。结合患者病史、年龄、查体考虑上述诊断。

【鉴别诊断】

（1）化脓性腮腺炎：主要表现是一侧腮腺肿大，挤压腮腺时有脓液自腮腺管口流出，外周血白细胞计数及中性粒细胞计数明显升高，该患者为双侧腮腺肿大，腮腺管口未见脓性分泌物，暂不考虑该诊断。

（2）其他原因的腮腺肿大：许多慢性病如糖尿病、慢性肝病、结节病、营养不良和腮腺导管阻塞等均可引起腮腺肿大，但一般不伴急性感染症状，局部也无明显疼痛和压痛。该患者不符合此诊断。

（3）颈部及耳前淋巴结炎：淋巴结肿大不以耳垂为中心，为核状、较硬，边缘清楚，压痛明显，表浅者可活动，可伴颈部或耳前淋巴结相关组织炎症，如咽峡炎、耳部疖疮等，白细胞计数和中性粒细胞计数增高。该患者未触及肿大淋巴结，腮

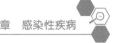
腺超声未提示淋巴结肿大，暂不考虑此诊断。

【治疗】

（1）局部如意金黄散贴敷。

（2）地塞米松 10 mg，每日 1 次，连用 3 天。

经上治疗 8 天后体温恢复正常，血尿淀粉酶逐渐下降，睾丸肿胀消失，痊愈出院。

病例分析

流行性腮腺炎（epidemic parotitis，EP）是由腮腺炎病毒所致的一种急性呼吸道传染病，传染性强，隐性和显性感染者均具有传染性。冬、春两季是流行性腮腺炎的发病高峰，此病潜伏期一般为 2～3 周，起病急骤，以发热、头痛及腮腺疼痛、肿胀等为主要临床表现。

流行性腮腺炎在我国属于丙类传染病，目前专门针对腮腺炎的疫苗已纳入我国的免疫规划程序，主要应用的腮腺炎疫苗包括单价和双价麻疹 – 腮腺炎、风疹 – 腮腺炎疫苗，以及三价的麻疹 – 风疹 – 腮腺炎疫苗（Measles-Mumps Rubella vaccine，MMR）。天津市一项流行性腮腺炎疫苗免疫规划效果评估研究表示，MMR 初免疫时抗体阳性率可达 85% 以上，但抗体随着时间延长而下降，因此，4 岁龄儿童处于发病率高峰期；再次免疫后，抗体阳性率可回升至 95%，并在 9 年间仅缓慢降低至 85%，因此建议推广使用 2 剂次的 MMR 免疫程序，以实现中国流行性腮腺炎消除目标。

流行性腮腺炎治疗可用抗病毒药物有以下几种。①利巴韦林：其起效途径是药物在细胞内被腺苷激酶磷酸化形成单磷酸，干扰鸟苷酸的合成，从而阻断病毒DNA链延长。②更昔洛韦：既可以直接与病毒DNA杂合，进而终止病毒DNA链的延长，又能在病毒激酶诱导下产生三磷酸化物，竞争性地抑制病毒DNA聚合酶，因此，更昔洛韦可以通过以上两种途径终止病毒DNA链的延长，增强抗病毒效果，且其较单一途径更不易产生耐药性。③西咪替丁：一方面可以抑制肥大细胞释放组胺，缓解组胺释放引起的相关反应；另一方面可增强机体固有免疫功能、调节患者免疫功能。④干扰素：能诱导细胞产生多种抗病毒蛋白，抑制病毒蛋白、核酸和病毒复制所需酶的合成，以干扰病毒复制繁殖；干扰素还可通过调节免疫活性细胞，增强T、B细胞免疫功能，增强巨噬细胞吞噬功能，以有效遏制病毒侵袭和感染。同时，小剂量干扰素可刺激免疫活性细胞产生更多干扰素，促进抗病毒效果。

腮腺炎是自限性疾病，我们未予以抗病毒药物治疗，因患者合并睾丸炎，给予地塞米松10 mg/d，治疗3天后，患者睾丸红肿情况较前明显好转，1个月复查睾丸未见异常。

病例点评

流行性腮腺炎是儿童常见传染病，冬、春季发病率高，主要表现为单侧或双侧腮腺肿大、疼痛，伴有颌下腺肿大、胰腺炎、睾丸炎、卵巢炎等，为自限性疾病。

参考文献

1. 辛秀梅，熊菲，朱洋，等.儿童流行性腮腺炎疫苗保护效果配对病例对照研究[J].实用预防医学，2017，24（4）：388-390.

2. 丁亚兴，田宏，孙静，等.天津市流行性腮腺炎疫苗纳入免疫规划效果评价[J].现代预防医学，2016，43（11）：2070-2073.

3. 高金华.流行性腮腺炎的药物治疗进展[J].锦州医科大学学报，2018，5：96-99.

（张　美）

病例9　传染性单核细胞增多症

病历摘要

【基本信息】

患者，女，18 岁，主因"发热咽痛伴皮疹 10 余天"入院。患者在 10 余天前出现发热，体温最高 40.3 ℃，给予布洛芬等退热治疗后可降至正常，伴有畏寒、寒战，有咽痛，2 天后咽痛自行好转，无咳嗽、咳痰，无头晕、头痛。有皮疹，发热前后起病时间不详，双髋部起，后蔓延至全身（躯干、四肢、面部、双足），皮疹高于皮面，有痒感。就诊于当地医院，查 EB 病毒衣壳抗原 IgG ＞ 50 AU/mL，EB 病毒核抗原 IgG 30.26 AU/mL，尿常规示潜血（＋＋＋）。血常规：WBC 6.11×10^9/L，L% 69%。生化：ALT 138 U/L，AST 87 U/L，ADA 37.7 U/L，LDH 398 U/L。给予单磷酸阿糖腺苷、保肝、抗病毒、抗过敏治疗，皮疹逐渐消退，仍有痒感，体温无明显好转。后就诊于哈尔滨某医院，查抗 EB 病毒核抗原 IgG 抗体及衣壳抗原 IgG、IgM 抗体阳性，ANA 核均质型 1∶100；ASO、CRP、RF（－）、PCT 0.12 ng/mL，风疹 IgG 抗体，巨细胞病毒 IgG 抗体，单纯疱疹病毒 IgM、IgG 抗体均阳性，考虑"药物性皮炎可能"，予甲泼尼龙 40 mg/d，连用 3 天，症状无明显改善。3 天前出现眼睛疼痛，今日下午出现咽痛、腹痛、脐周钝痛，不伴有其他部位放射痛。食欲下降，大便 2 天 1 次，小便正

常，近 10 天体重下降 5 kg 左右，为求进一步诊治收入我科。

否认既往其他病史、药物及食物过敏史，否认其他传染病史。

【体格检查】

神志清，躯干可见少许红色皮疹，突出于表面，伴痒感，双侧耳周、颌下可触及多个肿大淋巴结，大小 1.0 cm ×（0.5 ～ 1.5）cm，触痛（＋），可活动，边界清。双侧扁桃体Ⅱ度肿大，表面黄白色假膜覆盖，咽后壁黏膜充血，心肺可，腹软，脐周钝痛，伴压痛，无反跳痛。

【辅助检查】

血常规：WBC 8.28×10⁹/L，N% 61.0%，HGB 107.0 g/L，PLT 132.0×10⁹/L。

血生化：ALT 126.1 U/L，AST 163.2 U/L，TBIL 18.6 μmol/L，DBIL 8.0 μmol/L，ALB 32.2 g/L，BUN 5.06 mmol/L，Cr 64.3 μmol/L；EB+ 细小病毒抗体检测：抗 EB 病毒衣壳 -IgM 阳性，抗 EB 病毒早期 -IgM 阳性。

巨细胞、EB 病毒 DNA 测定（血液）：EB 病毒 DNA ＜ 500 copies/mL。

腹部彩色 B 超：未见明显异常。

【诊断】

传染性单核细胞增多症

诊断依据：患者为青少年，急性起病，既往体健，临床表现为发热、咽痛伴皮疹，查体可触及肿大淋巴结，化验示淋巴细胞增高，肝功能受损，EB 病毒核抗原 IgG 抗体、衣壳抗原

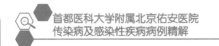

IgG、IgM 抗体阳性，考虑上述诊断明确。

【鉴别诊断】

（1）恶性淋巴瘤与急性淋巴细胞性白血病：因本病有发热及肝脾、淋巴结肿大，外周血白细胞计数有时可高达 50，所以应与淋巴瘤及淋巴细胞性白血病进行鉴别。后二者的淋巴结肿大不会自行缩小，而传染性单核细胞增多症患儿的淋巴结肿大可于数周内消退，必要时可行淋巴结活检鉴别。

（2）链球菌咽炎：因本病有咽峡炎表现及发热，所以应与之鉴别。链球菌感染时，外周血常规呈白细胞总数增高，中性粒细胞总数亦增高，且用青霉素等抗生素治疗有较好疗效。

（3）巨细胞病毒感染：巨细胞病毒病的临床表现酷似本病，该病肝脾大是病毒对靶器官细胞的作用所致，传染性单核细胞增多症则与淋巴细胞增生有关。巨细胞病毒病中咽痛和颈淋巴结肿大较少见，血清中无嗜异性凝集素及 EB 病毒抗体，确诊有赖于病毒分离及特异性抗体测定。本病有发热，肝脾、淋巴结肿大等表现，且可查到 EB 病毒抗体。

【治疗】

入院后完善相关检查，给予物理降温、补液，患者合并肝功能异常，给予保肝降酶治疗及卧床休息、呼吸道隔离、清淡饮食对症支持治疗。患者病情逐渐好转，皮疹较前明显减退。

📋 病例分析

　　传染性单核细胞增多症（infectious mononucleosis，IM）主要是原发性 EBV 感染所致的一种良性自限性疾病，主要通过经口亲密传播（口－口传播），多数预后良好。文献报道国内儿童 IM 发病年龄较早，高峰年龄为 4～6 岁。在西方国家，IM 的发病年龄较晚，多为青少年和年轻成人。IM 潜伏期约为 6 周，典型的临床表现为发热、咽扁桃体炎和颈部淋巴结大，可合并肝脾大、外周血异型淋巴细胞增高。多数 IM 病例的临床表现及实验室检查在发病后 1 个月可恢复正常，但颈部淋巴结和疲劳症状可持续较长时间。尽管多数 IM 预后良好，但仍有少数患者可出现脾破裂（0.5%～1.0%）、上呼吸道梗阻（1.0%）及噬血细胞性淋巴组织细胞增生症等严重并发症。IM 常见的临床表现主要有以下几点。①发热：热型不规则，多为 1 周，重者 2 周甚至更久。②淋巴结肿大：以颈部淋巴结肿大最为常见，肿大淋巴结直径一般小于 3 cm，硬度中等，无粘连；其特征是淋巴组织的良性增生，淋巴结肿大但并不化脓。③咽峡炎：咽部、扁桃体、腭垂充血肿胀，多有渗出物，部分可合并链球菌感染。④肝脾大：6 岁以下患儿多见，随年龄增长发生率降低，1～2 周内常伴有肝功能异常。⑤皮疹：多见于婴幼儿，如丘疹、斑丘疹、红斑及出血性皮疹等，躯干多见。⑥其他：重症患者可发生血小板及白细胞减少症、中枢或周围神经麻痹、上呼吸道阻塞、急性心肌炎等；实验室检查中可见外周血单核细胞、淋巴细胞绝对值及比例增多，外周血异型淋巴细胞比值占 10%，嗜异性凝集试验（＋），EBV-IgM（＋）。外周血异常淋巴细胞增高对本病诊断有一定价值，但早期增高不明显，一般发病后 5 天至 2 周内才可能出现，需要多次检查提高阳性率；EBV 抗体检测有助于临床诊断，EBV-IgM 可出现在本病感染早期，持续数周，最长可达 12 周，以 EBV-IgM 最有特异性，是急性期的主要诊断指标，但同样存在早期阳性率较低的特点。PCR 技术检测核酸病毒载量有较高的敏感性和特异性，但对于静止性 EB 病毒携带者来说，由于 EB 病毒仅少量存在于循环记忆 B 细胞中，其病毒基因组核酸水平也处于低水平状态。

IM 有自限性，大部分病例预后良好。IM 死亡率为 1%～2%，大部分因合并中枢性或周围神经麻痹等致呼吸衰竭而死亡，部分死于脾破裂、心肌炎等疾病。临床上对于 IM 无特效的治疗方法，治疗原则为对症支持治疗，卧床休息，避免过度运动以防止发生脾破裂等严重并发症。对于是否需要抗病毒治疗及使用激素治疗，目前国内外仍存在争议。

有文献比较了抗病毒治疗与非抗病毒治疗对 IM 的近期疗效及远期随访结果，显示两者在急性期热程，咽峡炎的改善，淋巴结、肝、脾开始缩小的时间及异型淋巴细胞计数恢复至小于 10% 时间等均无明显差异，认为无须使用抗病毒治疗。抗病毒治疗可能会使部分患儿出现白细胞下降、粒细胞减少甚至粒细胞缺乏等明显的不良反应，综合考虑，临床上无须使用抗病毒治疗。抗菌药仅用于咽或扁桃体继发链球菌感染时，且应避免使用氨苄西林或阿莫西林等，因其可显著增加出现多形性皮疹的可能。重型患者可使用激素缓解咽喉水肿或并发心肌炎、溶血性贫血、血小板减少性紫癜等。小儿重症患者可联合使用人免疫球蛋白，缩短病程。

病例点评

IM 首发症状的不同及不典型性易造成误诊、漏诊，临床上应综合分析患者的症状，并注意结合实验室检查甚至影像学检查和病理检查，做到早期明确诊断，并进行有效的对症治疗，对于是否应用抗病毒治疗及激素治疗，应注意结合病情考虑，并做到权衡利弊。

参考文献

1. 艾军红，谢正德，申昆玲 .EB 病毒及儿童 EB 病毒相关疾病 [J]. 中华实用儿科临床杂志，2016，11（31）：1683-1686.

2. LUZURIAGA K，SULLIVAN J L. Infectious mononucleosis[J].N Engl J Med，2010，362（21）：1993-2000.

3. 朱美华，梁敏，王志坚，等 . 抗病毒治疗对儿童传染性单核细胞增多症的价值探讨 [J]. 中国当代儿科杂志，2012，14（3）：198-201.

（吉 杉）

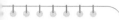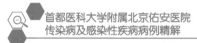

病例 10　流行性脑脊髓膜炎

病历摘要

【基本信息】

患者，女，9 岁，主因"发热伴头痛 5 天，皮疹 2 天"入院。2006 年 3 月 8 日无诱因出现发热，体温达 40 ℃，畏寒、寒战，伴有头痛、恶心、呕吐胃内容物 2 次，呈非喷射性。按"上呼吸道感染"给予"奥复星"及对症治疗，体温有所下降。次日体温又升至 40 ℃，头痛、呕吐加剧，四肢、臀部、躯干出现散在的淤点、淤斑，当地医院拟诊"过敏性皮疹"，给予氯苯那敏等抗过敏治疗，患者症状无缓解，且出现双眼胀痛、视力不清、进行性视力下降。为进一步治疗入住我院。

流行病学史：春季发病，居住地有流脑散发病例，无流脑疫苗接种史。

【体格检查】

体温 38 ℃，脉搏 96 次 / 分，呼吸 22 次 / 分，血压 90/60 mmHg，神志清楚，精神极弱，四肢、臀部、躯干均可见散在的淤点、淤斑，颈软、无抵抗，双眼睑水肿，结膜、角膜充血，角膜混浊，前房可见白色絮状物，双眼视力消失，心肺未闻及异常，腹部平软，肝脾肋下未触及，双肺呼吸音清，未闻及干、湿性啰音，心界不大，各瓣膜区未闻及杂音。腹部平坦，肝脾肋下未触及，克氏征（－），布氏征（－）；余体征（－）。

笔记

【辅助检查】

血常规：WBC $23.1 \times 10^9/L$，N% 94.2%，PLT $49 \times 10^9/L$。

脑脊液检查：WBC $1.2 \times 10^9/L$，糖 2.52 mmol/L，蛋白 870 mg/L，氯化物 114 mmol/L。

淤斑处组织涂片：G^- 脑膜炎球菌。

【诊断】

流行性脑脊髓膜炎，普通型，败血症期；全眼炎。

诊断依据：患者于冬、春季发病，表现为突起寒战、高热，伴头痛，皮肤淤点、淤斑，角膜混浊，前房可见白色絮状物，双眼视力消失。实验室检查：血常规示白细胞、中性粒细胞百分比明显升高；脑脊液成化脓改变。淤斑处组织涂片：G^- 脑膜炎球菌。

【鉴别诊断】

（1）其他原因败血症：若表现为发热、寒战，白细胞、中性粒细胞百分比明显升高，皮肤淤点、淤斑，应考虑败血症。血培养可找到相应致病菌。

（2）上呼吸道感染：表现为发热、畏寒、咽痛、鼻塞、流涕、干嗽，外周血白细胞降低，病程一般不超过 1 周，可除外上呼吸道感染。

（3）过敏性紫癜：既往有过敏史、病原体感染或服用某种药物史，临床主要表现为紫癜、腹痛、关节痛和肾损伤。抗过敏治疗有效。

【治疗】

治疗原则：对症支持、降颅压治疗、抗菌治疗。

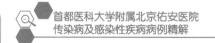
治疗方案：①对症、补液治疗；② 5% 葡萄糖 100 mL+ 青霉素 240 万 U 静脉滴注，每 8 小时 1 次；③眼前房局部注射氯霉素；④ 20% 甘露醇 100 mL 静脉滴注，每 6 小时 1 次。

经上述治疗，患者体温逐渐下降、双眼前房积脓消失、视力逐渐恢复，于治疗 9 天后痊愈出院。

病例分析

流行性脑脊髓膜炎（简称"流脑"）是由脑膜炎奈瑟菌感染引起的急性化脓性脑膜炎，具有发病急、进展快、隐性感染率高和病死率高等特点。其主要表现是突发高热，头痛、呕吐，皮肤黏膜见淤点、淤斑，查体颈强直，Kernig 征、Brudzinski 征等脑膜刺激征阳性。带菌者和流脑患者是本病的传染源，主要经过呼吸道传播。

潜伏期平均为 2 ～ 3 天，根据临床表现，分为普通型、暴发型、轻型、慢性型。普通型占 90% 左右，前驱表现为低热、咽痛等上呼吸道感染症状，患者很快进入败血症期、脑膜脑炎期，出现高热、寒战、剧烈头痛、喷射性呕吐、烦躁不安及脑膜刺激征，重者谵妄、抽搐及意识障碍，70% 以上患者有皮肤黏膜淤点、淤斑，常见于四肢、软腭、眼结膜及臀部等部位，进入恢复期后患者意识及精神状态逐渐好转，皮肤淤斑、淤点消失，一般 1 ～ 3 周内痊愈。化验外周血白细胞、中性粒细胞明显升高。脑脊液检查示脑脊液压力增高，外观呈混浊米汤样，白细胞数明显增高至 1000。化验外周血以多核细胞为主；糖及氯化物明显减少，蛋白含量升高。脑脊液细菌涂片及细菌

笔记

培养可见脑膜炎奈瑟菌是明确诊断的标准。

流行性脑脊髓膜炎通常病情进展非常迅速，一旦患者临床特点符合流行性脑脊髓膜炎，应尽早开始抗感染治疗，早期合理地应用抗生素可以显著改善脑膜炎球菌感染的结局。在非流行时期，对于疑似流脑病例，应尽早开始抗生素经验性治疗，一般选用第三代头孢菌素。对于已确诊的流行性脑膜炎球菌性脑膜炎，氯霉素曾被认为是一线治疗药物，但是由于生产有限，头孢曲松被视为氯霉素的一线替代治疗方案。抗生素疗程会因疾病严重程度及患者反应而有所不同，患者感染的脑膜炎球菌对抗生素敏感时，通常治疗 7 天就足够了。地塞米松对脑膜炎球菌性脑膜炎的获益程度目前尚无有效资料证实，因此一旦确定流行性脑脊髓膜炎就应停用地塞米松，本例并未针对脑炎症状给予激素，而是选用了丙种免疫球蛋白。

流行性脑脊髓膜炎呈全球分布，我国自 1985 年开展 A 群疫苗接种后，发病率持续下降，未再出现全国性大流行，目前 B 群和 C 群有增多的趋势。在所谓的"脑膜炎地带"即撒哈拉以南的非洲地区，流行性脑脊髓膜炎流行间隔通常为 7～10 年，发病率可高达 1%，其中两岁以下的儿童发病率为 1%，主要为 A 群流行。在美国脑膜炎球菌感染的主要血清型目前为 B 群、C 群和 Y 群。

预防流脑最有效的方法是接种流脑疫苗。

📋 病例点评

流行性脑脊髓膜炎是由革兰阴性脑膜炎奈瑟菌（脑膜炎双

球菌）引起的化脓性脑膜炎。主要流行于冬、春季，儿童高发。随着流脑疫苗的接种，流脑发病率明显下降。典型病例主要表现为突发高热、剧烈头痛、频繁呕吐，皮肤淤点或淤斑及脑膜刺激征。轻者仅表现低热、轻微头痛及咽痛等上呼吸道症状，可见少数出血点；暴发型多表现为突发高热、剧烈头痛、频繁呕吐，很快进入昏迷，皮肤大片淤点、淤斑，易致败血症休克、脑疝甚至危及生命。及时诊断，早期予以抗菌药物治疗，该病可治愈，并发症极少见。诊疗不及时可并发关节炎、中耳炎、心内膜炎、眼内炎及全眼炎。本例患者未早期诊断，淤点、淤斑误诊为过敏性皮炎，延误治疗，并发全眼炎，转我科后予以全身抗生素及局部抗生素治疗而痊愈。

参考文献

1. MEMISH Z A，ZUMLA A，ALHAKEEM R F，et al. Hajj：infectious disease surveillance and control[J]. The Lancet，2014，383（9934）：2073-2082.

2. BUCKEE C O，JOLLEY K A，RECKER M，et al. Role of selection in the emergence of lineages and the evolution of virulence in Neisseria meningitidis[J].Proc Natl Acad Sci USA，2008，105（39）：15082-15087.

3. GREENWOOD B. Meningococcal meningitis in Africa[J]. Transactions of the Royal Society of Tropical Medicine & Hygiene，1999，93（4）：341-353.

4. 中华预防医学会，李银鸽. 中国脑膜炎球菌疫苗预防接种专家共识 [J]. 中华流行病学杂志，2019，40（2）：123-127.

（刘　洋）

病例 11 恶性疟疾

病历摘要

【基本信息】

患者，男，48 岁，主因"发热伴头痛 7 天，尿黄 5 天"入院。7 天前患者出现发热，体温最高 39.8 ℃，伴头痛明显，自服"退热药"后体温降至 38 ℃，头痛明显缓解；5 天前发现尿黄，且进行性加深；2 天前出现全腹胀痛不适，褐色稀水样便，每日 5 ～ 8 次。就诊于当地医院，诊断为"发热、腹痛原因待查；肝肾功能异常；肾综合征出血热待除外"，经治疗，病情无缓解，于 2011 年 12 月 11 日转入我院。

【体格检查】

体温 38.0 ℃，呼吸 20 次 / 分，心率 92 次 / 分，血压 100/60 mmHg，嗜睡，呼之能应，能简单对答，反应迟钝；皮肤、巩膜重度黄染；心肺未闻及异常；腹部饱满，全腹肌紧张，左侧腹部压痛，无反跳痛，移动性浊音可疑阳性；双下肢水肿。

【辅助检查】

血常规：WBC 6.4×10^9/L，N% 66.7%，PLT 10×10^9/L，HGB 134 g/L。

肝功能：ALT 78 U/L，AST 119 U/L，TP 56.2 g/L，ALB

笔记

51

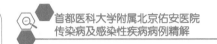
33.2 g/L，TBIL 112.7 μmol/L，DBIL 90.8 μmol/L，UREA 26.7 mmol/L，CR 387 μmmol/L。

便常规：潜血阳性，WBC 15~20/HP，RBC 6~8/HP。

心电图提示窦性心律，QT 间期延长；立位腹平片未见异常。

【诊断】

恶性疟疾；脑型疟疾，脑疝；急性肾衰竭，尿毒症期；肝功能不全；电解质紊乱，低钠血症；酸碱平衡紊乱，代谢性酸中毒。

诊断依据：尼日利亚居住史；不规则发热，伴明显头痛，尿呈褐色；外周血白细胞、中性粒细胞百分比正常，血小板降低明显，肝功能、肾功能严重损伤；病理示脑组织内有疟原虫，脑血管红细胞有黏附聚集堵塞现象。

【鉴别诊断】

（1）败血症：有局灶性炎症或转移性化脓病灶，急性起病，主要表现为发热及严重全身感染中毒症状（寒战、高热、肌痛、关节痛、肝脾大、皮肤损伤、感染性休克、迁徙性病灶等）伴多脏器损伤。严重者白细胞计数可不升高。暂不能除外。

（2）肾综合征出血热：发热、出血、肾损伤，实验室检查示血小板减少，肝损伤、尿便潜血（＋），肌酐、尿素氮明显升高，需除外此病。

【治疗】

（1）蒿甲醚 300 mg，肌内注射，每日 1 次。

（2）保肝退黄治疗。

（3）床旁 CRRT 治疗。

患者仍高热、剧烈头痛，予以退热、镇痛等对症治疗，给予抗疟治疗，效果不佳。次日 00：00 出现癫痫样抽搐，给予镇静治疗后缓解。6：30 患者呼之不应，牙关紧闭，双目上视，血压迅速下降至 45/27 mmHg，给予多巴胺、去甲肾上腺素升压治疗，血压波动于 60 ～ 80/30 ～ 60 mmHg。7：10 呼之不应、牙关紧闭、双目向上凝视、全身抽搐，呼吸心跳停止，临床救治无效死亡。

化验回报：肾综合征出血热抗体 IgM（－）、IgG（－）。血涂片：找到疟原虫，除外肾综合征出血热、败血症，诊断恶性疟疾。尸体解剖病理报告：肝小叶 Ⅱ、Ⅲ 带坏死，肝窦轻度扩张，肝板萎缩。肝窦内细胞成分增多；吞噬细胞和肝细胞内均可见大量疟色素颗粒，有的聚集成团。脑血管内见红细胞聚集，堵塞血管。

病例分析

本例患者因高热，肝肾功能不全而拟诊为病毒性肝炎、肾综合征出血热，而忽视了患者来自尼日利亚，亦未做相关鉴别检查，是导致延误诊治的主要原因。恶性疟疾常表现高热、多脏器系统损伤，脑型疟疾表现为发热、剧烈头痛、抽搐等癫痫样发作，随之意识障碍，如不及时治疗，病情易迅速发展，并发脑疝而危及生命。

病例点评

目前我国基本消除了疟疾，疟疾患者均来自非洲、东南亚地区。恶性疟疾临床表现不典型、多样化，除脑型、过高热型、厥冷型和肺型等凶险发作外，尚可表现为胃肠型、黄疸肝炎型、肾炎性、贫血出血型、肺炎型、心肌炎型等。当以某一系统症状为突出表现时，就容易被误诊为该系统的疾病，故在诊断疟疾时，流行病学史尤为重要，血涂片寻找疟原虫是诊断疟疾最简单、快捷的方法。

参考文献

1. 陈勇, 颜雪琴. 不规则发热恶性脑型疟诊治分析 [J]. 中国热带医学, 2017, 17（4）: 429-430.

（梁连春）

病例 12　华支睾吸虫病

病历摘要

【基本信息】

患者，女，47 岁，主因"间断食欲减退伴皮肤黄染 3 月余"入院。3 个月前患者无明显诱因出现乏力，厌油，食欲缺乏，进食量减少至原来一半，不规则发热，最高体温 38.8 ℃，无畏寒、寒战，自觉眼黄、皮肤轻度黄染，无皮肤瘙痒及灰白色大便。就诊于当地医务室，考虑"感染"，给予利巴韦林及克林霉素治疗（具体用量不详）。症状无明显好转，就诊于当地医院住院，化验：ALT 225 U/L，AST 132 U/L，TBIL 48.3 μmol/L，DBIL 40.7 μmol/L，ALB 36 g/L，GGT 722.2 U/L，甲型肝炎、戊型肝炎 IgM 抗体阴性，CEA、CA-199 正常，腹部 MRI 提示胆道系统扩张，肝实质信号不均匀，肝门区及腹主动脉周围多发淋巴结肿大，考虑"硬化性胆管炎"，给予保肝治疗，为进一步诊治收入我院。患者自发病来，体重 3 个月减轻 3 kg。

既往史：否认肝炎接触史及肝病家族史，否认乙肝疫苗接种史；父亲已故，死于结肠癌；母亲已故，死因不详；女儿同时期有类似发病史。

患者体健，否认肝病病史，入院后化验检查嗜肝病毒均阴性，抗核抗体高，免疫球蛋白均正常，但血常规嗜酸性粒细胞明显升高，肝脏 B 超示肝内多发片状高回声，追问病史患者于

3个月前有食用生鱼片史，高度怀疑华支睾吸虫感染，于外院检测华支睾吸虫抗体阴性，大便未检出虫卵，建议行胆道镜检查取胆汁查虫卵，但患者拒绝。综合患者临床表现，考虑华支睾吸虫感染可能性大。

【体格检查】

体温 36.8 ℃，血压 110/70 mmHg，心率 80 次 / 分，呼吸 20 次 / 分，神志清楚，精神可，慢性病容，面色晦暗，皮肤、巩膜轻度黄染，肝掌阳性，蜘蛛痣阴性，双肺及心脏听诊未闻及异常，腹软，无压痛及反跳痛，肝脾肋下未触及，腹壁未见静脉曲张，神经系统查体无异常，双下肢无水肿。

【辅助检查】

血常规：WBC $9.06×10^9$/L，N% 51%，EOS% 23%，Hb 126 g/L，PLT $393×10^9$/L。

肝肾功能：ALT 98 U/L，AST 59 U/L，TBIL 31 μmol/L，DBIL 24 μmol/L，ALB 35 g/L，GGT 457 U/L，ALP 639 U/L，CHE 5487 U/L，Cr 40.7 μmol/L。

甲型、乙型、丙型、戊型肝炎抗体，EBV IgM、CMV IgM 均阴性。

ANA 1∶320，AMA-M2 阴性。

特种蛋白 IgG、IgM、IgA 均正常，铜蓝蛋白正常。

ANCA：阴性。

AFP、CEA、CA-199 正常。

大便未检出虫卵。外院血吸虫抗体 IgG 阴性。

腹部超声 3 ～ 10：肝内多发片状高回声，较大约

21 mm × 19 mm。

腹部超声 3～27：肝内多发片状高回声，肝右叶可见 6 mm 高回声，边界前倾，肝门部 12 mm × 9 mm 低回声结节考虑淋巴结。

腹部 MRI：胆道系统扩张，肝实质信号不均匀，考虑为硬化性胆管炎可能，胆囊炎性改变，肝门区及腹主动脉周围多发淋巴结肿大。

【诊断】

华支睾吸虫病。

诊断依据：患者为中年女性，有食生鱼片史，女儿患类似疾病。起病隐匿，以黄疸及食欲减退起病，化验肝功能转氨酶及胆红素升高，血常规嗜酸性粒细胞比例明显升高，B 超示肝内多发片状高回声结节，MRI 可见胆道系统扩张，肝门部淋巴结肿大。大便未检出虫卵，未取得胆汁标本，对吡喹酮治疗反应佳，故诊断华支睾吸虫病。

【鉴别诊断】

（1）病毒性肝炎：可表现为急性起病，也可表现为隐匿起病，引起肝功能异常或肝硬化，病毒性肝炎血清学检查阳性可明确诊断。

（2）胆囊炎：可表现为发热、胆囊区压痛，腹部超声可见胆囊肿大、胆囊壁双轨征，大便虫卵阴性，血常规多表现为中性粒细胞比例升高、嗜酸性粒细胞比例不高。

（3）异形吸虫病：通过生食淡水鱼或食用未煮熟淡水鱼感染，症状与华支睾吸虫类似，通过大便或胆汁虫卵可鉴别。

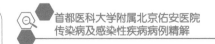

【治疗】

给予加用吡喹酮 1 g，每日 3 次，治疗 3 天，治疗过程中未诉特殊不适。复查血常规嗜酸性粒细胞比例由 23% 降至 8.5%，肝功能较前亦有好转。

病例分析

华支睾吸虫病（又称肝吸虫病）是由华支睾吸虫寄生在人体肝内胆管引起的寄生虫病，主要分布于东亚和东南亚，我国是华支睾吸虫的流行区，我国有 27 个省市自治区有华支睾吸虫病例及流行。该病严重威胁着人民群众的健康。

华支睾吸虫成虫可寄生在胆道系统，成虫排出的虫卵经胆道进入肠道，随粪便排出体外，含虫卵的粪便污染水源，被第一中间宿主淡水螺吞食，在淡水螺消化道内孵化成毛蚴并进一步发育成尾蚴，尾蚴从螺体内逸出被第二中间宿主淡水鱼、虾类吞食，发育为囊蚴，人类食入生的或未煮熟的淡水鱼虾，尾蚴在胃肠消化后幼虫逸出，经胆总管或肠壁进入肝内胆管系统，发育成成虫，引起胆管阻塞，成虫以胆管上皮为食引起胆管炎症，继发感染，严重感染可引起肝细胞坏死。

华支睾吸虫病血常规检测可见嗜酸性粒细胞比例明显升高，在 10% ～ 40%；引起胆道梗阻、胆管炎症及肝脏炎症时可出现转氨酶、胆管酶升高，临床出现黄疸；肝脏 CT 或 MRI 可见肝内中小胆管扩张，影像学具有非特异性；大便虫卵检查可明确诊断，但一般阳性率低，胆汁中虫卵检查是诊断的金标准，也是临床疗效判定的指标。

对于重症病例应在支持治疗基础上加用吡喹酮或阿苯达唑片驱虫治疗，对于合并感染的病例联合抗生素治疗，需外科或消化科治疗的病例在病情稳定后可采用内镜、腹腔镜和手术等个体化治疗，术后行驱虫治疗。

病例点评

引起肝功能异常的原因很多，常见的有病毒性肝炎、自身免疫性肝炎、药物性肝损伤、酒精性肝病、代谢遗传疾肝病、寄生虫性肝病。华支睾吸虫病少见或罕见。

华支睾吸虫病临床表现为消化不良、上腹隐痛、腹泻、精神不振、肝大等，严重者可发生胆管炎、胆结石及肝硬化等，与一般肝炎类似，轻症患者易误诊为病毒性肝炎、药物性肝损伤，重症患者易误诊为单纯胆管炎、胆管结石、硬化性胆管炎或胆道梗阻等；但本患者有食生鱼片史且母女同时间段患类似肝脏疾病、嗜酸细胞明显升高，这是区别于其他肝病的显著特点。外院遗漏了其典型的嗜酸性粒细胞升高的特点。应高度怀疑此病，行相应的化验及辅助检查明确诊断。

参考文献

1. 张 聪，刘千琪，田 洁，等. 华支睾吸虫病的多模态超声诊断及病理学机制研究进展 [J]. 中华医学超声杂志（电子版），2018，15（11）：11-14.

2. 方悦怡，陈颖丹. 我国华支睾吸虫病流行区感染现状调查 [J]. 中国寄生虫学与寄生虫病杂志，2008，26（2）：99-103.

3. 陆力坚，黄璐.华支睾吸虫病 CT 表现的研究现状 [J]. 广西医学，2018，40（6）：
   685-686，691.

4. 陈建雄，霍枫.华支睾吸虫性胆管炎的临床特点及治疗 [J]. 肝胆胰外科杂志，
   2009，21（3）：217-218.

（马春华）

病例 13　布鲁菌病

病历摘要

【基本信息】

患者，女，56 岁，主因"发热伴盗汗、腰背痛 3 周"收入院。3 周前患者无明显诱因出现发热，体温最高 38.5 ℃，热峰 2～3 天出现 1 次，伴畏寒、寒战、盗汗、腰背部持续性疼痛，疼痛视觉模拟量表可达 10 分，伏案可缓解，自服退热药物（具体不详）后体温可降至正常，腰背痛可缓解，无咳嗽、咳痰、咯血，无胸闷、喘憋。2 月 1 日于某医院行腰椎 MRI：L_5/S_1 椎间盘突出；椎间盘膨出，腰椎骨质增生。胸腹部 CT 未见异常。给予抗感染、镇痛治疗（具体不详）后腰背痛缓解，但 2 月 10 日起每日均发热，体温最高 40 ℃，性质及伴随症状同前。现为求进一步诊疗于 2017 年 2 月 17 日入我院。患者自发病以来精神、饮食、睡眠欠佳，大小便正常，体重减轻 5 kg。

既往高血压、骨关节炎病史，颅内血管瘤术后，有牛羊接触史。

【体格检查】

神志清楚、痛苦面容，浅表淋巴结未触及肿大，心肺未闻及异常，腹膨隆，无压痛、反跳痛，肝肋下未触及，脾肋下 5 cm，质地中等，移动性浊音（－），双下肢无水肿。脊柱生理弯曲消失，活动受限，间接叩击痛（＋）。

【辅助检查】

布氏杆菌虎红凝集试验阳性。

血液培养仪器法（厌氧菌）：疑似布氏杆菌。血液培养仪器法（需氧菌）：疑似布氏杆菌。

腰椎MRI：L_4、L_5、S_1、S_2锥体低T_1、高T_2信号，椎间隙狭窄。

【诊断】

布鲁菌病；腰椎L_4、L_5锥体骨质坏死；椎间隙狭窄；高血压（1级，中危）；骨关节炎；腰椎间盘突出；颅内血管瘤术后。

诊断依据：患者有牛羊接触史，急性起病，主要表现为发热、盗汗及腰背痛。查体：痛苦面容，脾脏明显增大，脊柱生理弯曲消失，活动受限，间接叩击痛（＋）；布氏杆菌虎红凝集试验阳性；血液培养疑似布氏杆菌。

【鉴别诊断】

（1）化脓性脊柱炎：起病急，高热不呈间歇性，全身中毒症状较重。血培养阳性，椎旁脓肿或髂窝脓肿出现较早，将抽出的脓液进行细菌学检查即能明确诊断。X线表现骨破坏多于修复。

（2）脊柱结核：起病慢，低热、盗汗，无其他关节痛，血沉快，结核菌素皮内的试验呈强阳性，X线改变以骨质疏松及破坏为主，很少有增生反应。

【治疗】

多西环素 0.1 g，每 12 小时 1 次、依替米星 200 mg，每日 1 次、复方磺胺甲噁唑 2 片，每 12 小时 1 次抗布鲁菌病治疗，后因患者再次出现发热，考虑难治性布鲁菌病，治疗上加用左氧氟沙星 0.5 g，每日 1 次抗感染治疗，余给予降压、保肝等对症支持治疗。

病例分析

布鲁菌病（Brucellosis）简称布病是由布鲁菌引起的动物源性传染病，临床上以长期发热、多汗、乏力、关节疼痛、肝脾及淋巴结肿大为特点。此病的病理变化极为广泛，几乎所有器官组织均可被侵犯，其中以单核 – 吞噬细胞系统最为常见。在急性期常有弥漫性细胞增生，慢性期可出现由上皮细胞、巨噬细胞、浆细胞及淋巴细胞组成的肉芽肿。其他如心血管系统、运动系统、生殖系统、神经系统等均常有轻重不等的病变。

布鲁菌病急性和亚急性感染病多缓起，主要症状为发热、多汗、乏力、关节痛、睾丸肿痛等。发热多为不规则热，5% ～ 20% 出现典型的波浪形，其特点为：发热 2 ～ 3 周后，间歇数天至 2 周，发热再起，反复多次。多汗亦是本病突出的症状之一，常于夜间或凌晨热退时大汗淋漓。关节痛常较剧烈，呈游走性，主要累及大关节。睾丸肿痛最具特征性，占男性患者的 20% ～ 40%，由睾丸炎及附睾炎所致，多为单侧。

63

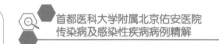

肝、脾、淋巴结肿大常见。其他尚有头痛、神经痛、皮疹等。

布鲁菌病的诊断：急性、亚急性感染通过流行病学接触史、临床表现和实验室检查做出诊断。①流行病学接触史：有传染源密切接触史或疫区生活接触史。②具有该病临床症状和体征并排除其他疑似疾病。③实验室检查：病原分离、试管凝集试验等检查阳性。凡具备①、②项和第③项中的任何一项检查阳性即可确诊为布鲁菌病。慢性感染者和局灶性感染者诊断有时相当困难，获得细菌培养结果最为可靠。

📋 病例点评

布鲁菌病，也称波状热，是布鲁菌引起的急性自然疫源性疾病。典型病例主要表现有发热、多汗、关节痛等，病情轻重不一。本病分布全球，在我国主要流行于牧区，但近些年，其流行由牧区向半牧半农区转变，由聚集向散发转变。由于其流行病学特点，在流行区外不易被临床医生认知，患者常作为未明原因发热病例就诊，且不典型病例、救治后病例、复发病例、慢性病例多见。故临床医生针对此类患者，应详细询问其居住地、居住环境（周围有无饲养牛羊等，有无动物集市）、职业以及是否接触或食用牛羊等动物及其肉制品。行布鲁菌试管凝集试验，鉴于目前许多城市医疗机构开展的布鲁菌平板凝集试验（虎红试验）假阳性率高，应结合流行病学史、临床表现综合分析，科学鉴别。

参考文献

1. 陈丽娟，王利凤，宋贵波 .42 例布鲁菌病的临床分析 [J]. 当代医学，2019，25（10）：103-104.

2. 杨绍基 . 传染病学 [M].8 版 . 北京：人民卫生出版社，2013：184-187.

3. 王 静，邵 磊，张 叶，等 .62 例急性期布鲁菌病患者的流行病学特征及血液学变化 [J]. 中华地方病学杂志，2019，38（2）：152-154.

4. 何晶晶，张 雁，郑遵荣，等 . 布鲁菌病合并睾丸附睾炎患者的临床分析 [J]. 中华传染病杂志，2018，36（7）：427-429.

5. 崔步云 . 中国布鲁菌病流行状况及防治对策 [J]. 中华预防医学杂志，2014，（12）：1035-1038.

6. 《中华传染病杂志》编辑委员会 . 布鲁菌病诊疗专家共识 [J]. 中华传染病杂志，2017，35（12）：705-710.

（高丽娟）

病例 14　斑疹伤寒

病历摘要

【基本信息】

患者，男，29 岁，主因"发热 6 天"于 2012 年 12 月 7 日入院。患者于入院前 6 天无明显诱因出现发热，最高体温为 40.2 ℃，以午后和夜晚为主，伴有畏寒、寒战及头痛，就诊于当地医院，查血常规：WBC $4.27×10^9$/L，HGB 137 g/L，PLT $128×10^9$/L，N% 71.7%，L% 23.9%，M% 4.2%。肾综合征出血热抗体、疟原虫抗体均为阴性。胸片提示两肺纹理增重，考虑肺炎，给予"头孢类药物"治疗效果欠佳，为求进一步治疗来我院，门诊以"发热待查"收入。自发病以来，神清，精神可，大小便正常。

流行病学史：发病前因公务外出曾至河南、河北地区，否认传染性疾病及接触史，否认蚤类、鼠类叮咬史。

【体格检查】

体温 38.8 ℃，血压 121/58 mmHg，脉搏 109 次 / 分，呼吸 20 次 / 分，神志清，精神可，全身皮肤及巩膜无黄染，结膜无充血，咽红，扁桃体 I 度肿大，双肺呼吸音粗，无明显干湿性啰音，心律齐无杂音，腹平软，无压痛，无反跳痛，肝脾肋下未触及，腹水征阴性，双下肢无水肿，病理征阴性。

【辅助检查】

血常规：WBC $4.26×10^9$/L，HGB 133 g/L，PLT $196×10^9$/L，N% 74.5%，L% 20.2%，M% 4.9%；白细胞分类：中性杆状核粒细胞 6.0%，中性分叶核粒细胞 59.0%，淋巴细胞 32%，单核细胞 1%，未见异型淋巴细胞，可见中毒颗粒。

血生化：ALT 16.9 U/L，AST 23.9 U/L，TBIL 10.7 μmol/L，DBIL 2.0 μmol/L，ALB 37.39 g/L，Cr 85.4 μmol/L，BUN 2.23 mmol/L，ADA 52.6 U/L，钾 3.66 mmol/L，CHE 3874 U/L。

ESR 20 mm/h，CRP 64.2 mg/L，PCT 1.57 ng/mL。

肥达 – 外斐反应（–）。

血培养（–）。

便培养（–）。

自身抗体系列阴性。

CMV IgM（–），EBV IgM（–），CMV、EBV 核酸测定阴性。

RF 12 IU/mL，免疫球蛋白正常。

布氏杆菌虎红凝集试验（–）。

呼吸道病毒抗体系列（–）。

细菌内毒素试验 5 pg/mL，G 试验 10 pg/mL。

上腹部彩超提示弥漫性肝病表现，脾大。

1 周后肥达 – 外斐反应 OX_{19} 1∶160。

【诊断】

斑疹伤寒；肺部感染；上呼吸道感染。

诊断依据：患者为青年男性，急性起病，主要表现为发热，入院查体咽红，扁桃体大，双肺呼吸音粗，胸片提示肺纹

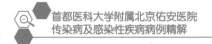

理粗重,初步考虑肺部感染可能、上呼吸道感染诊断,给予哌拉西林舒巴坦钠联合左氧氟沙星抗感染治疗 7 天,效果欠佳。第二次肥达 - 外斐反应回报 OX_{19} 1 : 160,考虑斑疹伤寒诊断可能,加用多西环素治疗 3 天后,体温恢复正常。

【鉴别诊断】

(1)其他立克次体病:恙虫病患者恙螨叮咬处可见焦痂和淋巴结肿大,变性杆菌 OX_k 凝集试验阳性;主要表现为间质性肺炎,外斐试验阴性,贝纳立克次体血清学试验阳性。

(2)回归热:体虱传播,冬春发病,急性起病,发热,退热后数日再次发热,发热时患者血液和骨髓涂片见螺旋体。流行季节偶见两种疾病并存。

(3)伤寒:多见于夏、秋季节,起病较为缓慢,全身中毒症状较轻,可见红色玫瑰疹,可有相对缓脉,肥达反应阳性,确诊依赖于血或骨髓培养出伤寒杆菌。

【治疗】

给予哌拉西林舒巴坦钠联合左氧氟沙星抗感染及对症支持治疗 7 天,患者仍间断发热,最高体温 39 ℃,伴畏寒、寒战及头痛。第二次肥达 - 外斐反应结果阳性,考虑斑疹伤寒诊断可能性大,加用多西环素 0.3 g,每日 1 次口服,体温恢复正常,未再发热,3 天后出院。

出院后 8 天门诊复查,血常规:WBC 4.51×10^9/L,HGB 133 g/L,血小板计数 159×10^9/L,N% 45.2%,L% 44.8%,M% 8.9%。血生化:ALT 17.6 U/L,AST 18.5 U/L,TBIL 12.9 μmol/L,肥达 - 外斐反应 OX_{19} 1 : 40。

病例分析

斑疹伤寒（typhus）是由立克次体引起的一种急性传染病。流行性斑疹伤寒由普氏立克次体（Rickettsia prowazeki）通过体虱传播，好发于冬、春季节；地方性斑伤寒由莫氏立克次体以鼠蚤为媒介传播，好发于夏、秋季节，地方性者比流行性者病情较轻。全国各省区均有病例报道，其中河北、山东、云南省报道的发病率较高，共同的临床特点包括急性起病、发热、头痛、皮疹、淋巴结肿大和肝脾大等。

人被带有立克次体的虱蚤或者恙螨等叮咬后，斑疹伤寒立克次体先在局部繁殖，然后进入血流，产生立克次体血症，再到达身体各器官组织，出现毒血症临床表现。斑疹伤寒立克次体死亡后所释放的毒素为致病的主要因素。肺部受累后，可有出血性肺炎或继发性支气管肺炎临床表现。

外斐反应滴度在病程中呈现动态变化过程，人体被立克次体感染后，血清中逐渐产生相应抗体，该抗体在发病后5～12天出现，至数月后基本消失，一般凝集价在1∶160以上或病程中效价明显上升有诊断意义。我国常见的立克次体病主要为斑疹伤寒和恙虫病，流行性斑疹伤寒主要为OX_{19}凝集价升高，恙虫病主要表现为OX_k升高明显。其他感染性发热，如布氏杆菌病、回归热患者及孕妇会稍有增高。

病程中，注意监测心脏、中枢神经系统及肺部体征改变。病因学治疗中，四环素类、多西环素和氯霉素均有效，病程中较常见的并发症是中毒性肝炎、支气管肺炎、心肌炎、脑膜脑

笔记

炎和急性肾衰竭等。病死率除与斑疹伤寒立克次体的株间毒力强弱差异有关外，还与病程的长短有关。进入病程的第 3 ～ 4 周后，患者常出现明显的多器官功能损伤，故越早诊治，疗效越好。

病例点评

斑疹伤寒为立克次体经虱、蚤叮咬传播的一种传染病。临床以高热、剧烈头痛、皮疹、中枢神经系统症状、肝脾大，以及外周血白细胞正常、嗜酸细胞减少或消失为特征。随着人们卫生条件的改善，此病明显减少，以散发为主，且多为轻型，表现为热程短，皮疹少，神经系统症状轻，肝脾无明显肿大，但头痛、全身肌肉酸痛仍较明显。故临床医生遇到高热、剧烈头痛、皮疹、中枢神经系统症状及肝脾大患者，应详细询问流行病学史，行肥达 – 外斐反应或核酸检测以确诊。

参考文献

1. 中华医学会 . 临床诊疗指南传染病学分册 [M]. 北京：人民卫生出版社，2006.

2. 亚红祥，张云智，习严梅 . 云南省 2005-2014 年斑疹伤寒流行特征分析 [J]. 中国媒介生物学及控制杂志，2017，28（4）：359-361，378.

3. 尤爱国，康锴，陈豪敏，等 . 河南省 2004-2010 年斑疹伤寒的流行特征分析 [J]. 中国媒介生物学及控制杂志，2012，23（1）：71-73.

4. 迟媛媛，翟慎勇，温红玲，等 . 山东省沂源县西部地区恙虫病东方体、地方性斑疹伤寒和斑点热立克次体血清流行病学的初步研究 [J]. 山东大学学报（医学版），2013，51（10）：98-100，104.

5. 孙建伟，黄学勇，苏佳，等 .1950-2015 年河南省斑疹伤寒流行状况分析 [J]. 现代预防医学，2016，43（23）：4233-4235，4239.

笔记

6. 杨付章.200 例斑疹伤寒患者的误诊分析 [J]. 中国民间疗法，2015，23（12）：73-74.

7. 宋德刚，邱 方，刘秀娟，等 . 地方性斑疹伤寒伴发多脏器功能障碍综合征一例 [J]. 中华实验和临床感染病杂志（电子版），2017，11（1）：95-97.

8. 张海林，苏梅惠，姚 娜，等 . 云南省西双版纳州鼠型斑疹伤寒暴发的调查 [J]. 中国人兽共患病学报，2014，（12）：1272-1280.

9. BLANTON L S. The Rickettsioses：A Practical Update [J]. Infectious disease clinics of North America，2019，33（1）：213-229.

（王　扬）

病例 15 小儿麻疹

病历摘要

【基本信息】

患儿，男，10 个月，主因"发热 7 天，皮疹 4 天"于 2014 年 1 月 24 日入院。患儿于 7 天前无明显诱因出现发热，体温最高 40.3 ℃，无畏寒、寒战，伴有剧烈咳嗽、嗜睡，无皮疹、恶心、呕吐、易惊，给予退热对症治疗，症状无明显缓解。4 天前自面部出现充血性斑丘疹，逐渐蔓延至躯干、四肢，当地医院拟诊"麻疹"，给予"丙种球蛋白"治疗 2 天，后转入某儿童医院，给予"美洛培南"抗感染治疗，皮疹仍明显增多，胸片示双肺炎症、部分实变。为进一步诊治于 2014 年 1 月 24 日转我院。

流行病学史：发病于春季，近几年当地有麻疹流行。麻疹疫苗接种史不详。

【体格检查】

体温 37.6 ℃，血压 120/70 mmHg，脉搏 109 次 / 分，呼吸 22 次 / 分，神志清，精神萎靡，咽充血，结膜重度充血，颜面、颈部及躯干可见充血性斑丘疹，呈弥漫性分布，疹间皮肤正常，口腔未见麻疹黏膜斑（Koplik 斑），右上肺叩诊呈鼓音，双肺呼吸音粗，可闻及痰鸣音、湿性啰音，余查体（−）。

【辅助检查】

2014 年 1 月 24 日查血常规：WBC 10.47×10^9/L，N% 73.1%，PLT 356×10^9/L。血气分析：PO_2 93.2 mmHg，PCO_2 44.4 mmHg，SO_2 97.1%。

2014 年 1 月 25 日查胸片：双肺炎伴右侧气胸，颈胸部皮下气肿。

2014 年 1 月 26 日麻疹病毒抗体 IgM（＋）。

2014 年 2 月 7 日查胸片：双肺炎渐吸收。

【诊断】

麻疹；重症肺炎（细菌性肺炎）；ARDS；右侧气胸；右颈部、上胸部皮下气肿。

诊断依据：患儿于春季发病，近几年当地有麻疹流行，急性起病，无明确麻疹接触史。临床表现为发热，伴有流涕咳嗽等上呼吸道卡他症状、结膜充血，自面部—躯干—四肢出现充血性斑丘疹，疹间皮肤正常，检查麻疹 IgM 抗体阳性，故诊断麻疹明确。患儿入院时两次血常规示白细胞、中性粒细胞明显升高，听诊右肺可闻及湿性啰音，胸片提示双肺炎症、部分实变，右侧气胸，右颈部、上胸部皮下气肿。血气分析严重低氧血症，经积极抗感染治疗血白细胞、中性粒细胞明显下降，双肺炎症吸收好转。故诊断麻疹继发细菌性感染，重症肺炎，ARDS，右侧气胸，右颈部、上胸部皮下气肿。

【鉴别诊断】

（1）风疹：该病全身症状及呼吸道症状较轻，无麻疹黏膜斑，发热 1 ～ 2 天出疹，皮疹分布面、颈部及躯干多见，皮疹

73

消退后无色素沉着，常伴有耳后、颈部淋巴结肿大，且风疹抗体多为阳性。该患儿临床表现不符，且风疹抗体阴性，故可排除风疹。

（2）幼儿急疹：热退疹出是幼儿急疹的典型特点。患儿常突起高热，持续 3～5 天，上呼吸道症状轻，热骤降出现皮疹，皮疹散在分布，呈玫瑰色，多位于躯干，1～3 天后皮疹可退尽。该患儿临床表现不符，可排除幼儿急疹。

（3）猩红热：患者常有发热，伴有咽痛，发热 2 天后出疹，皮疹表现为针尖样丘疹，常伴口周"苍白圈""杨梅舌"等表现，皮疹持续 4～5 天后随热降而退，出现大片脱皮。该患儿不支持该诊断。

（4）麻疹病毒性肺炎：病毒性肺炎表现为肺间质炎症，影像上多表现为磨玻璃影或实变影，与细菌炎症不易区分，但病毒性肺炎一般有血白细胞、中性粒细胞正常或下降。

【治疗】

原则：麻疹是自限性疾病，无特效药，治疗主要是对症治疗，加强护理，预防和治疗并发症。

（1）患儿入住 ICU 病房，加强护理。

（2）氧疗：面罩吸氧，同时给予布地耐德、地塞米松雾化等。

（3）抗感染治疗：拉氧头孢 0.25 g，每 8 小时 1 次，次日改为美罗培南 0.25 g，每 8 小时 1 次治疗。

患儿经积极治疗，体温逐渐下降、全身皮疹消退，咳嗽、呼吸困难逐渐减轻。化验指标见表 15-1。

笔记

表 15-1　炎症指标与氧合的关系

日期	WBC（×10⁹/L）	N（%）	PLT（×10⁹/L）	PO₂（mmHg）	PCO₂（mmHg）	SO₂（%）
2014 年 1 月 27 日	19.81	69.0	592	59.3	78.7	89.0
2014 年 1 月 30 日	12.97	63.5	711	71.9	46.1	94.5
2014 年 2 月 1 日	14.82	56.2	849	88.6	38.5	96.9
2014 年 2 月 4 日	11.39	28.4	1045	92.0	34.6	98.9
2014 年 2 月 7 日	7.70	32.2	942			

病例分析

　　麻疹是由麻疹病毒感染引起的急性呼吸道传染病，主要临床表现为发热、咳嗽、流涕等上呼吸道卡他症状，眼结膜炎，口腔麻疹、黏膜疹和顺序出现的由上而下的皮肤斑丘疹的典型皮疹表现，以及麻疹特异性 IgM 抗体阳性，该患儿诊断明确。麻疹是自限性疾病，治疗主要是对症治疗，加强护理，预防和治疗并发症。麻疹常见并发症是继发细菌性肺炎，占麻疹患儿的 10% ～ 15%，也是麻疹导致死亡的最主要原因，其中重症肺炎的死亡率更高。小儿患麻疹后，呼吸道上皮细胞经麻疹病毒攻击后产生炎症反应，受到损伤，支气管树常被分泌物、脱落的巨噬细胞和上皮细胞阻塞，为继发细菌感染创造有利条件，同时由于机体暂时性免疫功能低下，极易继发细菌感染及多重感染，致使重症肺炎发生率增高。重症麻疹肺炎有如下特点：多数发生于 1 岁以下患儿，有较高的病死率；多发生于急性期起病后 1 周内，急性呼吸衰竭常在 1 ～ 3 天内迅速进展；

小气道受累较多，常导致喘息、严重高碳酸血症等以通气障碍为主的症状；ARDS 及肺气漏常见，二者共同存在常导致预后不良；常导致慢性肺病如闭塞性细支气管炎、肺纤维化等；重症病例常需要有创或无创机械通气。重症病例常合并全身炎症反应、肺外脏器受累，白细胞、CRP、PCT 增高多见，易继发细菌感染。重症麻疹肺炎继发细菌感染，最常见的细菌是肺炎链球菌、流感嗜血杆菌及金黄色葡萄球菌。继发细菌性肺炎主要的治疗是抗感染治疗。该麻疹患儿入院即有肺炎表现，在给予拉氧头孢抗感染治疗的基础上，入院第 2 天（病程第 6 天）出现病情变化，呼吸急促、喘息、脉氧下降、血气提示低氧血症，出现重症肺炎的表现，转入感染 ICU，并升级抗生素为美罗培南，同时给予地塞米松雾化等。患儿病情逐步稳定，最终好转出院。

该病例麻疹诊断明确，在麻疹急性期尤其起病 1 周内出现进行性呼吸困难、喘息、咳嗽、发绀加重，血气提示低氧血症或二氧化碳潴留，应警惕重症麻疹肺炎。积极有效的抗感染治疗至关重要。

病例点评

对于不典型病例需结合病原学检测明确诊断。少数患者临床表现不典型、麻疹 -IgM（-），应进一步行麻疹核酸检查。常见并发症为喉炎、肺炎、心肌炎，部分患儿可进展为呼吸衰竭、心功能衰竭，应及时监测病情，给予脏器功能支持，降低病死率。

参考文献

1. 金丹群，丁洁，孙静敏，等.儿童重症监护室的麻疹患儿呼吸道严重并发症分析[J].中华儿科杂志，2015，53（2）：124-128.

2. XU Z W，CHEN Y P，YANG M I，et al. The epidemiological and clinical characteristics of measles in Wenzhou，China，2000-2010[J]，Epidemiol Infect，2014，142（1）：20-27.

3. VOLPIN G，COHEN M，ASSAF M，et al，Cytokine levels（IL-4，IL-6，IL-8 and TGFβ）as potential biomarkers of systemic inflammatory response in trauma patients[J]. Int Orthop. 2014，38（6）：1303-1309.

4. KLIEGMAN R M. Nelson Textbook of Pediatrics[M]. 19th ed. Elsevier Saunders.2012：1069-1075.

5. Progress in reducing global measles deaths：1999-2004[J]. Wkly EpidemiolRec. 2006，81（10）：90-94.

6. 谢新宝，朱启镕，王晓红，等.上海地区儿童麻疹合并肺炎病原学研究[J].中华传染病杂志，2009，27（9）：554-557.

（陈晓芸）

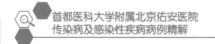

病例 16　成人麻疹

病历摘要

【基本信息】

患者，女，40 岁，主因"发热 7 天，皮疹 3 天"于 2015 年 3 月 19 日由急诊收入院。

患者于 7 天前无明显诱因出现发热，体温最高 38.5 ℃，无畏寒、寒战，伴有咳嗽，无咳痰，就诊于北京某医院，查血常规 WBC 5.03 × 10⁹/L，N% 46.9%，HGB 91 g/L，ALT 171.2 U/L，AST 146 U/L，TBIL 20.6 μmol/L，2 天前头面部出现红色斑丘疹，1 天前发现前胸、后背弥漫性斑丘疹，为进一步治疗转入我院。

流行病学史：发病于春季，近几年当地有麻疹流行。麻疹疫苗接种史不详。

【体格检查】

体温 37.6 ℃，血压 120/70 mmHg，脉搏 109 次/分，呼吸 22 次/分，神志清，精神弱，咽充血，结膜重度充血，颜面、颈部及躯干可见充血性斑丘疹，疹间皮肤正常，口腔可见麻疹黏膜斑（Koplik 斑），双肺呼吸音粗、未闻及啰音，余查体（－）。

【辅助检查】

2015 年 3 月 18 日血常规：WBC 5.24 × 10⁹/L，N% 90.3%，PLT 182 × 10⁹/L。

2015 年 3 月 18 日肝功能：ALT 304.1 U/L，AST 257.6 U/L，TBIL 35.8 μmol/L。

2015 年 3 月 20 日麻疹抗体 IgM（＋）；风疹抗体 IgM（－）；麻疹病毒 -RNA（＋）。

2015 年 3 月 22 日血常规：WBC 5.12×10^9/L，N% 75.3%，PLT 231×10^9/L。

【诊断】

麻疹；肝功能异常；细菌性肺炎。

诊断依据：患者于春季发病，近几年当地有麻疹流行患者急性起病，无明确麻疹接触史。临床表现为发热，伴有流涕、咳嗽等上呼吸道卡他症状，伴有结膜充血，自上而下的斑丘疹，疹间皮肤正常，口腔可见麻疹黏膜斑，检查麻疹 IgM 抗体阳性，故诊断麻疹明确。患者咳嗽，有痰不易咳出，听诊右肺可闻及湿性啰音，胸片提示肺炎，故诊断肺炎。

【鉴别诊断】

（1）风疹：该病全身症状及呼吸道症状较轻，无麻疹黏膜斑，发热 1 ～ 2 天出疹，皮疹分布于面、颈部及躯干多见，皮疹消退后无色素沉着，常伴有耳后、颈部淋巴结肿大，且风疹抗体多为阳性，该患者临床表现不符，为风疹抗体阴性，故可排除风疹。

（2）猩红热：患者常有发热，伴有咽痛，发热 2 天后出疹，皮疹表现为针尖样丘疹，常伴口周"苍白圈""杨梅舌"等表现，皮疹持续 4 ～ 5 天后随热降而退，出现大片脱皮。该患者不支持该诊断。

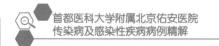

【治疗】

原则：麻疹是自限性疾病，无特效药，治疗主要是对症治疗，加强护理，预防和治疗并发症。

给予呼吸道隔离，一般隔离至出疹后 5 天或体温正常。嘱患者卧床休息，多饮水，保持口腔鼻等清洁。

患者气促，合并肺炎，吸氧，予拉氧头孢 0.5 g，每 12 小时 1 次；干扰素雾化吸入。

入院第 2 天出现病情加重，咳嗽气促明显，睡眠不宁，氧饱和度下降至 56%，体温 38 ℃，脉搏 160 ～ 188 次 / 分，血压 120/67 mmHg，听诊双肺湿性啰音，肺炎加重，转至感染 ICU，下病危通知，心电监护，改拉氧头孢为美罗培南 0.2 g，每 8 小时 1 次静脉滴注，地塞米松 5 mg，每日 3 次雾化吸入，枯草杆菌二联活菌颗粒 1 g，每日 2 次口服调整肠道菌群。

入院第 3 天，体温最高为 38.7 ℃，周身皮疹遍布全身、足底及掌心。血压 104/59 mmHg，呼吸 40 次 / 分，脉搏 140 次 / 分，氧饱和度 93.8%。神志清楚，精神弱，双肺呼吸音粗，可闻及湿性啰音。心腹（－）。

入院第 4 天，体温最高 37.5 ℃，周身皮疹有所消退。

入院第 5 天，体温恢复正常，血压 82/58 mmHg，脉搏 122 次 / 分，神志清楚，精神弱，全身皮疹消退，呼吸急促，双肺呼吸音粗，可闻及少许湿性啰音。

入院第 7 天，体温正常第 3 天，停用美罗培南，改阿奇霉素 100 mg，每日 1 次，连用 3 天。

入院第 11 天，复查胸片好转出院。

病例分析

　　麻疹是由麻疹病毒感染引起的急性呼吸道传染病，主要临床表现为发热、咳嗽、流涕等上呼吸道卡他症状，眼结膜炎，口腔麻疹、黏膜疹及顺序出现的由上而下的皮肤斑丘疹的典型皮疹表现，以及麻疹特异性 IgM 抗体阳性，该患者诊断明确。麻疹是自限性疾病，治疗主要是对症治疗，加强护理，预防和治疗并发症。麻疹常见并发症是肺炎，占麻疹患者的 10% ～ 15%，也是麻疹导致死亡的最主要原因，其中重症肺炎的死亡率更高。重症麻疹肺炎有如下特点：多数发生于 1 岁以下患儿，有较高的病死率；多发生于急性期起病后 1 周内，急性呼吸衰竭常在 1 ～ 3 天内迅速进展；小气道受累较多，常导致喘息、严重高碳酸血症等以通气障碍为主的症状；ARDS 及肺气漏常见，二者共同存在常导致预后不良；常导致慢性肺病如闭塞性细支气管炎、肺纤维化等；重症病例常需要有创或无创机械通气。重症病例常合并全身炎症反应、肺外脏器受累，白细胞、CRP、PCT 增高多见，易继发细菌感染。重症麻疹肺炎继发细菌感染，最常见的细菌是肺炎链球菌、流感嗜血杆菌及金黄色葡萄球菌。继发细菌性肺炎主要的治疗是抗感染治疗。

　　该病例麻疹诊断明确，在麻疹急性期尤其起病 1 周内出现进行性呼吸困难、喘息、咳嗽、发绀加重，血气提示低氧血症或二氧化碳潴留，应警惕重症麻疹肺炎。积极有效的抗感染治疗至关重要。

病例点评

　　麻疹是由麻疹病毒感染引起的急性呼吸道传染病，主要发生于 5 岁以下幼儿。麻疹疫苗的普及接种使麻疹的发病率明显下降。部分成年人体内麻疹抗体随着年龄增长逐渐消失或非流行区健康人进入流行区接触麻疹患者后可以再次感染麻疹。表现为上呼吸道感染症状重、皮疹多等特点，及时予以对症处理，预后均良好。

参考文献

1. 金丹群，丁洁，孙静敏，等 . 儿童重症监护室的麻疹患儿呼吸道严重并发症分析 [J]. 中华儿科杂志，2015，53（2）：124-128.

2. XU Z W，CHEN Y P，YANG M I，et a1. The epidemiological and clinical characteristics of measles in Wenzhou，China，2000-2010[J]，Epidemiol Infect，2014，142（1）：20-27.

3. VOLPIN G，COHEN M，ASSAF M，et al，Cytokine levels（IL-4，IL-6，IL-8 and TGFβ） as potential biomarkers of systemic inflammatory response in trauma patients[J].I nt Orthop. 2014，38（6）：1303-1309.

4. KLIEGMAN R M. Nelson Textbook of Pediatrics[M].19th ed. Elsevier Saunders.2012：1069-1075.

5. Progress in reducing global measles deaths：1999-2004[J].Wkly Epidemiol Rec，2006，81（10）；90-94.

6. 谢新宝，朱启镕，王晓红，等 . 上海地区儿童麻疹合并肺炎病原学研究 [J]. 中华传染病杂志，2009，27（9）：554-557.

（陈晓芸）

病例 17 登革热

病历摘要

【基本信息】

患者，男，51 岁，主因"发热，周身酸痛 4 天，皮疹 1 天"于 2015 年 2 月 12 日入院。患者于 4 天前着凉后出现发热，体温最高 38.3 ℃，伴乏力、周身酸痛。3 天前就诊于社区医院，化验血常规提示"白细胞升高"，给予"左氧氟沙星"抗感染治疗 3 天，仍间断发热，体温波动在 38 ℃左右，多于午后及夜间出现发热，周身酸痛症状无明显缓解，双下肢有充血性皮疹和出血点，复查血常规示白细胞和血小板较前明显下降，就诊于北京某医院，化验疟原虫抗体（－），为求进一步诊治，急诊以"发热待查"收入我科。起病以来，患者精神一般，纳差，小便量较前偏少。

流行病学史：发病前 6 天从马来西亚旅游归国。

【体格检查】

体温 37.6 ℃，脉搏 82 次 / 分，呼吸 20 次 / 分，血压 110/78 mmHg，神志清，精神弱，上肢及胸背部皮肤充血，双下肢有充血性皮疹和点状出血点，浅表淋巴结未触及肿大，双肺未闻及啰音，各瓣膜区未闻及病理性杂音，腹平软，肝脾肋下未触及，腹水征（－），双下肢无水肿。脑膜刺激征（－）。

【辅助检查】

血常规：WBC 2.0×10^9/L，HGB 149 g/L，PLT 71×10^9/L，N% 36.0%，L% 56.0%；CRP＜1 mg/L；ESR 8 mm/hr；RF＜11.5 IU/mL，ASO 232 IU/mL。

生化：ALT 21.8 U/L，AST 67.5 U/L，TBIL 7.1 μmol/L，钾 3.39 mmol/L。钠 129.9 mmol/L，氯 93.9 mmol/L，BUN 2.98 mmol/L，Cr 85.2 μmol/L，乳酸 0.48 mmol/L。

血涂片疟原虫。

登革热病毒通用核酸检测呈阳性。

CMV IgM（－），EBV IgM（－），B19 IgM（－）；肥达－外斐反应（－）；呼吸道病毒抗体系列（－）；流感病毒核酸（－）、麻疹病毒 IgM（－）、风疹病毒 IgM（－）、弓形体抗体 IgM、IgG（－）；肾综合征出血热病毒 IgM（－），血培养（－）。

胸片：双下肺纹理增重。

上腹部彩超：胆囊壁毛糙。

【诊断】

登革热；电解质紊乱；低钾、低钠、低氯血症。

诊断依据：患者为急性发病，发病前去过马来西亚旅游，主要表现为发热、乏力及肌肉酸痛，入院查体见前胸后背部充血，双肺呼吸音粗，胸片提示肺炎可能，查白细胞、中性粒细胞、血小板低，抗生素治疗无效。登革热病毒核酸检测阳性，登革热诊断明确。

【鉴别诊断】

（1）流行性感冒：常见于冬、春季节，急性起病，畏寒高热，体温可达 39～40 ℃，多伴头痛、咽痛、咳嗽、全身肌肉关节酸痛，白细胞总数正常或降低，流感病毒相关抗原及核酸检测阳性。

（2）麻疹：上呼吸道卡他症状明显，早期口腔颊黏膜可见到 Koplik 斑，皮疹为红色斑丘疹，疹间皮肤正常，出疹顺序从发际边缘、耳后、面部颈部到躯干及四肢，疹退后皮肤色素沉着。

（3）钩端螺旋体病：常见于夏、秋季节，有疫水接触史，多有腹股沟及腋窝淋巴结肿大，腓肠肌压痛，钩端螺旋体补体结合试验或显微镜下凝集试验阳性；

（4）猩红热：常见于冬、春季节，体温可升到 39～40 ℃，伴头痛、咽痛，皮疹为猩红热最重要的症状之一。白细胞和中性粒细胞均升高，咽拭子或其他病灶分泌物培养可有溶血性链球菌生长，用免疫荧光法检查咽拭子涂片可进行快速诊断。

【治疗】

给予布洛芬 0.2 g，每 8 小时 1 次；布地耐德 0.1 g，雾化吸入，每 12 小时 1 次。5 天后体温恢复正常，复查血常规恢复正常，痊愈出院。

病例分析

登革热（Dengue）是登革病毒（Dengue virus）经伊蚊传播引起的急性传染病。热带和亚热带地区，东南亚地区，我国

广东、香港、澳门等地是登革热流行区。流行季节一般在每年
5～11月，高峰在7～9月。典型的临床表现为突起发热，
全身肌肉、骨关节酸痛，部分患者出现皮疹、出血、淋巴结肿
大，以及外周血白细胞、血小板减少等。

登革病毒经伊蚊叮咬进入人体，在毛细血管内皮细胞和单
核－吞噬细胞系统增生后进入血液循环，形成第一次毒血症，
然后在单核－吞噬细胞系统和淋巴组织中复制，再次释放入
血，形成第二次毒血症。登革病毒与机体产生的抗病毒抗体形
成免疫复合物，激活补体系统，导致血管通透性增加。

登革热的诊断中，应注意发病季节（夏、秋季），发病前
是否曾到登革热流行区、曾被蚊虫叮咬等，符合以上情况再加
上典型的临床表现，有出血现象，血小板低于$100×10^9$/L，血
细胞比容增加20%以上，可诊断为登革出血热，若同时伴有
休克者，可诊断为登革休克综合征。具有诊断意义的实验室检
查包括血清特异性IgM抗体阳性或双份血清中恢复期特异性
IgG抗体阳性，滴度比急性期升高4倍或4倍以上者可以确诊；
登革病毒RNA核酸检测及登革病毒分离均有助于诊断。

病例点评

登革热是一种虫媒传染病，典型病例主要表现为高热，全
身肌肉、关节疼痛，充血性皮疹和（或）针尖状出血性皮疹，
重症者伴出血、休克。本病诊治的关键在于及时诊断，流行病
学史（流行区居住、蚊虫叮咬）是诊断登革热的重要依据，根
据流行病学史和典型临床表现基本可以确定诊断。对于重症登

革热，尤其是登革休克综合征者应采取综合治疗措施，进行积极抗休克及脏器保护的治疗。

参考文献

1. 中华医学会.临床诊疗指南传染病学分册[M].北京：人民卫生出版社，2006.

2. 张　楠，王笑辰，胡建利.江苏省2011—2017年输入性登革热流行病学特征[J].江苏预防医学，2019，30（1）：78-79.

3. 郑丹文，吴炎华，刘云涛.老年登革热患者临床特征[J].中国老年学杂志，2018，38（24）：6004-6006.

4. 胡雅飞，李江麟，林海江，等.台州市登革热流行特征分析[J].预防医学，2019，31（2）：177-179，182.

5. LIN R J，LEE T H，LEO Y S. Dengue in the elderly：a review[J]. Expert review of anti-infective therapy，2017，15（8）：729-735.

6. 中华医学会感染病学分会，中华医学会热带病与寄生虫学分会，中华中医药学会急诊分会.中国登革热临床诊断和治疗指南[J].中华临床感染病杂志，2018，11（5）：321-329.

7. 黎祖秋，屈志强，汤洪洋，等.5种卫生杀虫剂对登革热媒介伊蚊现场控制效果研究[J].中国媒介生物学及控制杂志，2018，29（6）：598-600.

8. 王伟善.登革热疫苗研发的主要障碍[J].中国生物制品学杂志，2019，32（1）：114-118.

9. KHETARPAL N，KHANNA I. Dengue Fever：Causes，Complications，and Vaccine Strategies[J]. Journal of immunology research，2016，2016（6803098）.

（王　扬）

病例 18　水痘

病历摘要

【基本信息】

患儿，女，5 岁，主因"发热、皮疹 5 天"入院。患儿于 5 天前无明显诱因出现发热，体温最高 39 ℃，无畏寒、寒战、咳嗽、腹泻等症状，自服"布洛芬混悬液（美林）"退热药物治疗，效果欠佳。晚上面部、胸背部及四肢出现红色皮疹，无疼痛，无明显瘙痒。发疹第 3 天就诊于当地诊所，考虑水痘，给予退热、抗病毒对症治疗（具体用药不详）2 天，效果欠佳，体温升至 41 ℃，为进一步治疗收住我院。既往体健。幼儿园同班有出水痘者。

【体格检查】

体温 41.0 ℃，血压 100/63 mmHg，脉搏 136 次 / 分，呼吸 24 次 / 分，神志清楚，周身可见散在疱疹，部分融合成大疱，颈后、颌下多发淋巴结肿大，最大 0.8 cm，轻压疼，活动度可，眼结膜充血，咽充血，扁桃体 Ⅱ 度肿大，心肺腹（﹣），双下肢无水肿。

【辅助检查】

血常规：WBC $6.26×10^9$/L，N% 53.5%，PLT $98×10^9$/L，肝功能（2018 年 6 月 21 日）：ALT 89 U/L，AST 65 U/L，病毒

性肝炎病原学检测阴性。

【诊断】

水痘（出疹期）；肝功能不全。

诊断依据：患儿所在幼儿园同班有出水痘者。临床表现为发热及遍布全身的典型疱疹样皮疹，诊断水痘明确；查血白细胞正常，血小板降低，肝功能转氨酶轻度升高。

【鉴别诊断】

水痘需与丘疹样荨麻疹、脓疱疮及其他出疹性疾病相鉴别。

（1）脓疱疮：好发于面部、四肢等暴露部位。初起为散在的水疱，1～2天后水疱迅速增大，疱液由清亮变混浊，疱壁薄而松弛，破溃后显露糜烂面，干燥后结黄色脓痂。

（2）药物性皮疹：有明确服药病史，局部或全身皮肤出现充血性斑丘疹，严重者出现疱疹，大小不一，壁薄，易破，如烫伤皮肤。

【治疗】

局部消毒，加强护理；阿西洛韦 300 mg，每 6 小时 1 次。9 天后体温恢复正常，皮疹全部结痂，痊愈出院。

病例分析

水痘（Varicella，chickenpox）和带状疱疹（herpes zoster）是由水痘－带状疱疹病毒（Varicella-zoster virus，VZV）感染引起的临床表现不同的疾病，原发感染表现为水痘，多见于儿童；带状疱疹是潜伏于感觉神经节的水痘－带状疱疹病毒再激活后发生的皮肤感染。

婴幼儿水痘常无症状或症状轻微，可有低热、烦躁、拒乳，同时出现皮疹，年长儿童或成人有高热、畏寒，伴有头痛、乏力、食欲缺乏等症状。

典型水痘皮疹首先见于躯干部和头部，以后逐渐发展到面部和四肢，呈向心性分布，分批出现。初为红斑疹，数小时后发展为深红色丘疹，再经数小时左右发展为疱疹，皮疹有瘙痒感。同一部位可见红斑疹、丘疹、疱疹、结痂等各期皮疹。皮疹位于皮肤表层，卵圆形，直径 3～5 mm，疱疹多为单房，壁薄易破，形似露水滴，周围绕以红晕，疹液初为透明，后渐混浊。1～2 天后疱疹从中心开始干枯结痂，周围红晕消失，数日后痂皮干燥脱落，一般不留瘢痕。皮疹数量多少不一，轻者几个，重者密布全身，甚至口腔、咽喉、眼结膜和外阴等黏膜处发生疱疹。病程 1～2 周，若继发感染则脱痂时间延长，甚至可能留有瘢痕。

带状疱疹多表现为沿身体一侧周围神经出现带状分布、成簇出现的丘疹、疱疹。

出疹性传染病典型表现为充血性斑疹、丘疹、疱疹、结痂疹等，根据皮疹的表现，诊断该病不难。水痘的治疗原则主要是抗病毒、对症治疗，预防皮肤感染。

病例点评

水痘是一种由水痘－带状疱疹病毒引起的疾病，好发于儿童，人群传染性强，部分未经疫苗免疫且未感染过水痘的成人也可感染，多为自限性疾病。14岁以下儿童感染水痘可不给予抗病毒治疗，14岁以上患者感染水痘症状多较重，可给予阿昔洛韦、更昔洛韦或伐昔洛韦抗病毒治疗。治疗时忌用激素，因其可造成病毒播散。

对于高危人群如孕妇、免疫缺陷人群，如果接触水痘患者，建议给予水痘免疫球蛋白或人免疫球蛋白被动预防。孕妇感染水痘在孕早、中期有发生胎儿先天水痘综合征可能，病毒可经胎盘感染胎儿，主要影响皮肤、肢体、眼和脑。孕晚期感染水痘，特别是在分娩前5天、分娩后2天感染，有发生新生儿水痘风险，新生儿可感染水痘或带状疱疹。

参考文献

1. 胡亚美，江载芳，诸福棠. 儿科学 [M]. 7版. 北京：人民卫生出版社，2009：746-748.

2. WALKER M J, BARNETT T C, MEARTHUR J D, et a1. Disease manifestations and pathogenic mechanisms of group a streptococcus[J]. Clinical Microbiology Reviews, 2014, 27（2）：264-301.

3. FRÈRE J, BIDET P, TAPIÉRO B. Clinical and Microbiological Characteristics of Invasive Group A Streptococcal Infections Before and After Implementation of a Universal Varicella Vaccine Program[J].Clinical Infectious Diseases：An Official Publication of the Infectious Diseases Society of America，2016，62（1）：75-77.

4. GRIMPREL E, LEVY C, ROCQUE F D L, et a1.Paediatric varicella hospitalisations in France: a nationwide survey[J].Clin Microbiol Infect,2007,13(5): 546-549.

5. LAUPLAND K B, DAVIES H D, LOW D E, et a1. Invasive group Astreptococcal

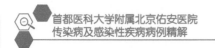

disease in children and association with varicellazoster virus infection[J]. Pediatrics，
2000，105（5）：E60.

6. ZAKI S A，SHANBAG P，BHONGADE S. Acute glomerulonephritis following
   varieella infection[J]. Indian J Nephrol，2012，22（1）：64-65.

（陈晓芸）

病例 19　水痘继发皮肤感染

病历摘要

【基本信息】

患者，男，10岁，主因"发热2周，皮疹13天，右前胸背红肿3天"入院。患者于2周前无明显诱因出现发热，体温最高40℃，无畏寒、寒战、咳嗽、咳痰、腹痛、腹泻、尿频、尿急等其他不适，自行服用退热药物治疗，效果欠佳，次日双上肢出现皮疹，后皮疹逐渐扩散至颜面、颈部、胸背部及四肢，发疹第3天就诊于当地诊所，考虑水痘，给予退热、抗病毒对症治疗（具体用药不详）3天，效果欠佳，仍间断发热，并出现右足皮肤疼痛、肿胀，后就诊于河北某医院，查血常规（2018 年 6 月 15 日）：WBC $6.83×10^9$/L，N% 77%，L% 16.4%，考虑水痘，给予阿昔洛韦抗病毒治疗5天，患者右足疼痛较前加重，遂于2018年6月17日予阿莫西林抗感染治疗2天，患者又出现右前胸背红肿、疼痛，为进一步治疗入住我院。既往体健。否认过敏史。

【体格检查】

体温 38.0 ℃，血压 116/73 mmHg，脉搏 126 次 / 分，呼吸 22 次 / 分，神志清楚，周身可见散在疱疹、结痂，右胸背部皮肤红肿、皮温高，触痛明显，巩膜无黄染，扁桃体Ⅰ度肿大，心肺腹（－），双下肢无水肿。

【辅助检查】

血常规：WBC 21.46×10^9/L，N% 90.7%，HBG 115 g/L，PLT 475×10^9/L。

肝功能（2018 年 6 月 21 日）：ALT 482 U/L，AST 425 U/L，TBIL 10.8 μmol/L，DBIL 3.5 μmol/L，ALB 24.2 g/L。

头部 CT（2018 年 6 月 21 日）：脑内未见明确病变。小儿胸部正位片：心、肺、膈未见明显异常。

血常规、PCT 及 CRP：

2018 年 6 月 23 日右胸背部皮肤红肿处穿刺液培养：化脓性链球菌。

【诊断】

水痘；右胸背部蜂窝织炎；肝功能不全。

诊断依据：患者为儿童，否认水痘接触史。临床表现为发热及遍布全身的典型疱疹样皮疹，部分新发，部分结痂等，诊断水痘明确；患者出现右足部外踝处皮肤红肿，皮温高，触痛明显，培养见化脓性链球菌，故诊断为皮肤软组织感染，右足及踝部蜂窝织炎明确。

【鉴别诊断】

水痘需与丘疹样荨麻疹、脓疱疮及其他出疹性疾病相鉴别。

（1）丹毒：临床表现为发热、寒战等，患处皮温高、紧张，并出现硬结及非凹陷性水肿，受累部位有触痛、烧灼痛，伴有淋巴结炎等，可出现脓疱、水疱等，好发于小腿及颜面部。

（2）疖及痈：疖是一种化脓性毛囊及毛囊深部周围组织感染，相邻多个毛囊感染、炎症融合形成的即为痈。临床亦表现为红、肿、痛的小结节，以后逐步肿大，呈锥形隆起。该患者临床表现不符合。

【治疗】

局部消毒，加强护理；拉氧头孢 1 g，每 8 小时 1 次。2018 年 6 月 24 日体温恢复正常，2018 年 6 月 29 日右胸背部蜂窝织炎逐渐好转，2018 年 7 月 8 日停用拉氧头孢，痊愈出院。

病例分析

水痘是一种以皮肤损伤为主要临床表现的传染病，典型皮疹表现为丘疹、疱疹、结痂疹等，根据皮疹的表现，诊断不难。水痘的治疗原则主要是对症治疗如医学隔离、休息、注意水痘皮疹的护理、抗病毒治疗，该患者年龄小于 12 岁，且病程超过 48 小时，未抗病毒治疗。水痘治疗的另一个重点是预防并发症，水痘并发症中以细菌感染最常见，多表现为化脓性感染、丹毒和蜂窝织炎，占 2% ~ 3%。该患者在出疹后约第 6 天开始出现皮肤肿痛，即出现皮肤感染的并发症，治疗原则是早期采用足量的广谱抗生素，做细菌培养及药物敏感试验，选择有效的抗生素是治疗的关键。

综上，对于水痘患者，为防止发生皮肤细菌感染，应注意保持患者鼻、皮肤及手卫生，不要搔抓皮肤，合并皮肤蜂窝织炎要及时进行细菌性检查，据临床经验及药敏结果尽早选用有效抗生素控制感染，积极对脓液进行切开引流。

📋 病例点评

　　水痘是一种以皮肤损伤为主要临床表现的传染病，如无并发症，10 天左右可自愈。最常见并发症为皮肤感染，尤其常见于婴幼儿。多表现为化脓性病变、筋膜炎、蜂窝织炎，严重者造成皮肤坏死。故病程中应注意皮肤护理，皮疹破溃时应严格消毒，常用碘伏、甲紫等，一旦发现感染，积极给予抗生素治疗，脓肿形成者及时切开引流。

参考文献

1. 胡亚美，江载芳，诸福棠 . 儿科学 [M]. 7 版 . 北京：人民卫生出版社，2009：746-748.

2. WALKER M J，BARNETT T C，MEARTHUR J D，et a1. Disease manifestations and pathogenic mechanisms of group a streptococcus[J]. Clinical Microbiology Reviews，2014，27（2）：264-301.

3. FRÈRE J，BIDET P，TAPIÉRO B. Clinical and Microbiological Characteristics of Invasive Group A Streptococcal Infections Before and After Implementation of a Universal Varicella Vaccine Program[J].Clinical Infectious Diseases：An Official Publication of the Infectious Diseases Society of America，2016，62（1）：75-77.

4. GRIMPREL E，LEVY C，ROCQUE F D L，et a1. Paediatric varicellahospitalisa-tionsin France：a nationwide survey[J].Clin Microbiol Infect，2007，13（5）：546-549.

5. LAUPLAND K B，DAVIES H D，LOW D E，et a1. Invasive group Astreptococcal disease in children and association with varicellazoster virus infection[J]. Pediatrics，2000，105（5）：E60.

6. ZAKI S A，SHANBAG P，BHONGADE S. Acute glomerulonephritis following varieella infection[J]. Indian J Nephrol，2012，22（1）：64-65.

（陈晓芸）

病例 20　水痘并发急性脊髓炎

病历摘要

【基本信息 】

患者，男，11 岁，因"发热、皮疹 5 天，下肢无力 3 天"于 2010 年 10 月 19 日 19：00 以"水痘"入院。患者曾接种水痘疫苗，近期有带状疱疹患者接触史，无水痘患者接触史。

现病史：患者于 5 天前无明显诱因出现持续发热，体温最高 39.4 ℃，高热时有轻度肢体抖动，无畏寒、寒战，无惊厥、抽搐，同时自耳后开始出现疱疹样皮疹，迅速发展至颜面、颈部及躯干四肢、外生殖器，呈向心性分布，伴有轻度瘙痒，皮疹分批陆续出现，伴有恶心，未呕吐，3 天前突然出现全身乏力、双下肢无力不能行走、站立，并出现排尿困难，感下腹胀，尿液呈滴漏样持续渗出，无头痛、腰背痛，无意识障碍、抽搐等，急诊以"水痘"收入我院。

【体格检查 】

体温 39 ℃，血压 100/65 mmHg，脉搏 110 次 / 分，呼吸 29 次 / 分，神志清楚，精神差，对答流利，全身皮肤可见散在斑丘疹、疱疹、结痂疹，疱疹壁薄，周围有红晕，多见于颜面及躯干，呈向心性分布，多处疱疹溃破，脓苔附着。颈抵抗（可疑阳性），双肺呼吸音清，未闻及干、湿性啰音，腹部饱满，下腹部可触及充盈膀胱。外生殖器可见散在疱疹，部分疱

笔记

疹溃破，脓苔附着，龟头处红肿，有尿液渗出。双乳头水平以下触温觉减弱，痛觉过敏。腹壁反射、提睾反射、双侧膝腱反射及跟腱反射消失。双上肢肌力Ⅳ级，双下肢肌力 0 级，双下肢肌张力减低，双侧巴氏征（－）。

【辅助检查】

血常规：见表 20-1。

表 20-1　血常规变化趋势

日期	WBC(10^9/L)	N%（%）	L%（%）	PLT（10^9/L）	HGB（g/L）
2010 年 10 月 19 日	10.11	72. 1	20.6	378	141
2010 年 10 月 22 日	6.56	62.5	28	424	139
2010 年 10 月 29 日	8.52	43.3	47.2	307	135
2010 年 11 月 11 日	5.38	51.6	36.4	210	138
2010 年 11 月 18 日	6.3	47	37.5	305	17

脑脊液检查：压力正常，WBC 0.01×10^9/L，潘氏实验阳性，TP 1.2 g/L，葡萄糖 3.24 mmol/L，氯 117.5 mmol/L。

CSF 涂片未见细菌。

CSF 培养（－）。

胸椎 MRI：第 4 胸椎节段的脊髓呈高 T_1、T_2 高信号影。

胸片：未见异常。

头颅 CT：未见明确病变。

【诊断】

水痘；急性横贯性脊髓炎；皮肤感染。

笔记

诊断依据：患者为儿童，有带状疱疹接触史，临床表现为发热及遍布全身的典型疱疹样皮疹，部分新发、部分结痂等，诊断水痘明确；患者病程中突然出现下肢无力，伴有尿潴留，双乳头水平以下触温觉减弱，痛觉过敏。腹壁反射、提睾反射、双侧膝腱反射及跟腱反射消失。双上肢肌力Ⅳ级，双下肢肌力0级，双下肢肌张力减低，双侧巴氏征（－）。综上诊断为急性脊髓炎明确。

【鉴别诊断】

（1）皮疹的鉴别诊断如下。①丘疹样荨麻疹：多见于婴幼儿，系皮肤过敏性疾病，皮疹多见于四肢、躯干，多分批出现，为红色丘疹，顶端有小水疱，壁较为坚实，痒感明显，周围无红晕，不结痂。本例患者皮疹分布以躯干为主，水疱周围有红晕，有结痂，故不考虑该疾病。②脓疱疮：为儿童常见的细菌感染性疾病，常发生在鼻、唇周围或者四肢暴露部位，初为疱疹，继之呈脓疱，最后结痂，皮疹无分批次出现的特点，无全身症状。该患者皮疹分批次出现，疱疹、结痂疹等同时存在，遍布全身，故暂不考虑该疾病。③手足口病：肠道病毒感染引起的急性传染病，以累及手足臀部及口腔为主，皮疹以红色斑丘疹或疱疹为主，躯干部很少受累。本例患者皮疹以躯干部为主，手掌及足底无受累，故基本可排除。

（2）双下肢无力鉴别诊断如下。①急性感染性多发神经根炎：原因不明，表现为突发双下肢无力，逐渐成为四肢对称性迟缓性瘫痪，伴有感觉障碍，可有脑神经损伤自主神经功能障碍、呼吸麻痹等。②急性播散性脑脊髓炎：此病多发生在疫苗接种后或者发生在感染性疾病和伴有皮疹的病毒性感染性疾病后，表现为弥漫性脑部损伤及脊髓多灶病变，可出现肢体瘫痪，此患者近期注射水痘疫苗，同时水痘诊断明确，不除外此诊断，但患者无弥漫性脑部损伤表现，因此不支持。③多发性硬化：儿童首发为肢体瘫痪、共济失调多见，其次为视觉障碍，可有感觉异常、头痛、眩晕、语言障碍等。

【治疗】

水痘的治疗原则：给予隔离，加强护理，保持皮肤清洁，避免继发感染。

（1）吸氧，保留导尿。

（2）20% 甘露醇 100 mL 快速静脉滴注脱水，每 6 小时 1 次。

（3）阿昔洛韦 10 mg/kg，每 8 小时 1 次抗病毒。

（4）丙种球蛋白 20 mg[0.2 ～ 0.4 mg/（kg•d）] 静脉滴注 5 天。

（5）甲泼尼龙 2 mg/（kg•d）静脉滴注每日 1 次，连用 3 天，后改为 1 mg/（kg•d），并逐渐减量至停用。

住院第 5 天病情好转，尿潴留逐步缓解，肌力、肌张力及感觉逐渐恢复。治疗 15 天痊愈出院。

病例分析

水痘是一种传染性强的出疹性疾病，为自限性疾病，本病例根据典型的疱疹样皮疹、结痂疹等典型皮疹诊断明确。

针对水痘的治疗主要是对症治疗及预防并发症。2～12 岁儿童无基础疾病的一般不推荐抗病毒治疗，而对于有发生中重度水痘高危因素的健康儿童，或者青少年成人患有肺炎者，或者妊娠后期的患者，以及有免疫缺陷的患者推荐抗病毒治疗。对于儿童推荐给予阿昔洛韦 20 mg/kg，每 4 小时 1 次，连用 5 天；成人推荐 800 mg，口服，每日 5 次；有免疫缺陷的患者推荐 10～12 mg/kg，每 8 小时 1 次，连用 7 天。本例患者发生严重的并发症急性脊髓炎，故给予阿昔洛韦抗病毒治疗。

一般认为，水痘常见的并发症为皮肤感染、肺部感染或中耳炎，偶可合并心包炎、心肌炎、胸腔积液、多发性关节，严重并发症少见，脊髓病变尤为少见，但它属于严重的并发症。急性脊髓炎（acute myelitis，AM）是指脊髓的一种非特异性炎性病变，炎症常累及几个脊髓节段的灰白质及其周围的脊膜，以胸髓最易受侵犯而产生横贯性脊髓损伤症状，即急性横贯性脊髓炎（acute transverse myelitis，ATM）。ATM 可并发或继发于多种感染性疾病，如上呼吸道感染、麻疹、流行性腮腺炎、水痘、结核病等，亦见于疫苗接种后。对于急性脊髓炎目前公认的治疗药物是甲泼尼龙联合丙种球蛋白，甲泼尼龙能够显著改善患者的血液循环，以降低血管通透性的方式，加强患者局部血液的流量，增强患者机体免疫系统功能，很大程度上降低脊髓炎症的不良反应；丙种球蛋白则能对免疫复合物的沉淀产生干扰作用，预防其溶解靶细胞的渗入，确保机体自身的细胞组织不会受到巨噬细胞的破坏。结合丙种球蛋白与甲泼尼龙治疗临床急性脊髓炎疾病，能够最大程度地帮助患者改善免疫功能异常的情况，及时改善临床病理，进一步促进各项功能与指标的恢复，更好地恢复患者的脊髓功能。本例水痘合并脊髓炎患者早期用丙种球蛋白联合激素治疗，亦收获很好的疗效。

病例点评

水痘是由水痘－带状疱疹病毒初次感染引起的急性传染病，主要发生在婴幼儿和学龄前儿童。临床特征为分批出现的皮肤黏膜的斑疹、丘疹、疱疹及结痂诊。大部分水痘为自限性疾病，10天左右自愈。免疫功能缺陷者症状重、病程长，常形成播散型水痘和出血性水痘。

极少部分患者，病毒侵入肺、肝、脑等器官形成相应的水痘肺炎、水痘肝炎和水痘脑炎、脊髓炎。水痘脑炎预后较差，甚至可导致死亡。

本例患者水痘合并急性脊髓炎诊断明确，患者表现为病程5~6天后出现双下肢无力、行走困难，伴尿潴留，有横断性脊髓炎表现。及时给予糖皮质激素、丙种球蛋白等治疗后痊愈，无后遗症。

参考文献

1. 桑福德.桑福德抗微生物治疗指南 [M].范洪伟，译.北京：中国协和医科大学出版社，2014，44：164.

2. 贾建平.神经病学 [M].6 版，北京：人民卫生出版社，2008：317-319.

3. 高玉兴.急性脊髓炎的诊断与治疗 [J].中华实用儿科临床杂志，2013，28（12）：959-960.

4. 赵淑静.丙种球蛋白联合甲基泼尼松龙在急性脊髓炎治疗中的效果研究 [J].影像

研究与医学应用，2018，2（2）：241-242.

5. 田立刚.甲基强的松龙联合丙种球蛋白大剂量冲击治疗急性脊髓炎的临床价值研究[J].中国医药指南，2018，16（26）：60-61；

6. 张永慧.急性脊髓炎患者联合采用甲基泼尼松龙与丙种球蛋白治疗的有效性评价[J].临床医药文献电子杂志，2017，4（21）：4122-4123.

7. 董蕾.甲基泼尼松龙联合丙种球蛋白治疗急性脊髓炎的临床效果[J].临床医学研究与实践，2017，2（23）：36-37.

8. 郝沛.大剂量甲基强的松龙联合丙种球蛋白冲击治疗急性脊髓炎的临床效果观察[J].中国现代药物应用，2014，8（16）：107-108.

（陈晓芸）

病例 21　猩红热

病历摘要

【基本信息】

患者，女，11 岁，因"发热伴皮疹 1 天"，于 2015 年 5 月 15 日以"猩红热"为主诉收入我科。患者于 1 天前无明显诱因出现发热，体温最高 38.9 ℃，伴咽痛，偶有咳嗽，无明显咳痰，颜面、颈部及躯干、四肢均可见弥漫性分布的红色皮疹，始于颈胸部，后全身出现，伴有瘙痒，于外院就诊，考虑猩红热，为进一步诊治收入我院。

既往史：患者体健。

【体格检查】

体温 37.5 ℃，脉搏 102 次 / 分，呼吸 23 次 / 分，血压 95/50 mmHg，神志清楚，精神可，颜面、颈及躯干、四肢可见弥漫性均匀分布的红色针尖样皮疹，咽部充血，扁桃体Ⅱ度肿大，草莓舌，双肺呼吸音清，未闻及明显啰音，心律齐，腹软，无明显压痛、反跳痛，肝脾肋下未触及，肠鸣音正常，双下肢不肿。

【辅助检查】

血常规：WBC 14.61×10^9/L，N% 83.4%；CRP 74 mg/L。肝肾功能、尿便常规未见明显异常。

【诊断】

猩红热

诊断依据：患者为女童，临床表现为急性发热、皮疹、咽痛，查体颜面、颈部及躯干、四肢可见弥漫性均匀分布的红色针尖样皮疹，咽部充血、扁桃体Ⅱ度肿大，血常规示白细胞计数、中性粒细胞比例升高，C-反应蛋白增加。

【鉴别诊断】

（1）水痘：一般发热1天后出疹，皮疹形态多样，丘疹、斑丘疹、疱疹、结痂疹可同时存在，呈向心性分布。皮疹形态与猩红热不同。

（2）麻疹：通常前期有明显的上呼吸道症状，如发热、咳嗽、流涕、眼结膜充血等，发热3天，第4天开始出疹，大小不等、形状不一，呈暗红色斑丘疹，疹间皮肤正常。

（3）药疹：通常有特殊用药史，比如抗生素磺胺、阿莫西林、头孢类、红霉素等，皮疹可呈多样化表现，既有猩红热样皮疹，同时也有荨麻疹样皮疹。皮疹分布不均匀，出疹顺序也有别于猩红热，一般没有咽峡炎表现。

【治疗】

（1）呼吸道隔离。

（2）青霉素钠160万U，静脉注射，每8小时1次，3天后患儿皮疹无消退、反复出现，考虑青霉素导致的药物性皮疹可能，停用青霉素，换用头孢唑肟静脉滴注继续抗感染治疗3天，后患者皮疹逐渐消退，体温恢复正常出院。患者出院后继续服用头孢地尼抗感染治疗4天。1周后门诊复诊，患者未再发热，但是有皮肤脱屑现象，手足为重，躯干、四肢均有糠屑样脱皮。

病例分析

如果儿童出现发热、咽喉痛、全身起弥漫性红疹，按压时变白，伴有许多小的在 1 ～ 2 mm 的丘疹样突起，摸起来皮肤表面呈"砂纸样"，需要警惕猩红热可能，建议进一步查血常规、C- 反应蛋白，如果血常规白细胞及中性粒细胞、C- 反应蛋白增加，且临床特点符合，应该早期应用抗生素抗感染治疗，可以减轻症状、缩短病程，降低传播风险。治疗以青霉素为首选。有些轻型的猩红热皮疹并不典型，颜色比较浅，低热、咽喉痛比较轻，但是为防止并发免疫变态反应，也应该积极抗感染治疗，一般疗程 7 ～ 10 天。对于大多数儿童，口服青霉素 V 或阿莫西林时，阿莫西林混悬液口感好于青霉素，因此，幼儿常优选阿莫西林。

相关知识点提示如下。

（1）发热、咽峡炎、全身弥漫性红色针尖样皮疹及出疹后脱屑是猩红热的特点，猩红热是由 A 组 β 型溶血性链球菌感染引起的急性呼吸道传染病，分普通型、脓毒型、中毒型、外科型。

（2）A 组链球菌性扁桃体咽炎的化脓性并发症包括局部蜂窝织炎或脓肿、中耳炎、鼻窦炎和坏死性筋膜炎。

（3）A 组链球菌感染的罕见并发症包括链球菌性菌血症、脑膜炎和脑脓肿。

（4）A 组链球菌扁桃体咽炎的非化脓性并发症包括急性风湿热、猩红热、链球菌中毒性休克综合征、急性肾小球肾炎和 A 组链球菌相关性儿童自身免疫性神经精神疾病。

（5）早期应用抗生素治疗猩红热对于缩短病程、减少并发症很重要，一般至少需要隔离至开始治疗后 1 周。

（6）手卫生是猩红热传播的重要途径，尤其是打喷嚏、咳嗽后或者进食前。

（7）一般不推荐对接触过猩红热咽炎患者但没有症状的人进行检测和治疗。

（8）患者有发生并发症、复发性感染或感染传播给他人的风险，一般需要行治愈检测，若检测阳性，应再给予完整的 10 天疗程，并选择 β- 内酰胺酶等稳定性大于初始疗程所用药物的抗生素。

📋 病例点评

猩红热主要是由 A 组 β 型溶血性链球菌感染引起的以发热、咽峡炎、全身弥漫性充血性皮疹为特点的急性呼吸道传染病，人群普遍易感，常见于儿童。本例患者以发热伴全身弥漫性充血性针尖样皮疹为主要表现，压之可褪色，外周血象白细胞、中性粒细胞明显升高，C- 反应蛋白也明显增加，临床诊断猩红热，咽拭子细菌培养出溶血性链球菌是确定猩红热诊断的主要依据。

猩红热主要经过呼吸道传播，尤其是咽峡炎的患者排菌量大，但不容易发觉，一经发现要尽快呼吸道隔离。猩红

热患者往往早期会有高热，伴有咽喉疼痛，可以服用布洛芬
5～10 mg/kg，或者对乙酰氨基酚 10～15 mg/kg 退热，同时
该类药也有镇痛的作用。

治疗首选青霉素，如青霉素过敏，可选择二代头孢菌素。
早期应用抗生素，可以缩短病程、减少并发症。对于重症患
者，可适当延长疗程。对于合并脓毒症、脓毒性休克的患者，
应该补充有效循环血容量，应用血管活性药物，纠正电解质紊
乱和酸碱失衡；抗生素可根据情况适当加量和延长疗程。

参考文献

1. 李兰娟，任 红 . 传染病学 [M].9 版 . 北京：人民卫生出版社，2018：203-207.

2. 王宇明，李梦东 . 实用传染病学 [M].4 版 . 北京：人民卫生出版社，2017：
813-816.

3. KEMBLE S K，WESTBROOK A，LYNFIELD R，et al. Foodborne Outbreak
of Group A Streptococcus Pharyngitis Associated With a High School Dance Team
Banquet--Minnesota，2012[J]. Clinical Infectious Diseases，2013，57（5）：648-
654.

4. ASTEBERG I，ANDERSSON Y，DOTEVALL L，et al. A food-borne
streptococcal sore throat outbreak in a small community[J]. Scandinavian Journal of
Infectious Diseases，2006，38（11-12）：988-994.

（张佳莹）

病例 22　手足口病

病历摘要

【基本信息】

患者，男，2岁，主因"发热1天余，皮疹1天"于2018年7月12日入院。

患者于入院前1天余无明显诱因出现发热，体温最高39.0 ℃，无畏寒、寒战，无咳嗽、咳痰，无恶心、呕吐，无腹痛、腹泻，无尿频、尿急，就诊当地社区医院，查血常规：WBC 9.84×10^9/L，N% 76.1%，PLT 121×10^9/L，Hb 113 g/L；CRP 14.89 mg/L，考虑上呼吸道感染，给予头孢克肟抗感染，布洛芬对症退热，上述症状未见明显好转。今日出现口腔内疱疹、手足及臀部散在红色皮疹，就诊于我院急诊，查血常规 WBC 19.63×10^9/L，N% 74.2%，PLT 368×10^9/L，Hb 107 g/L。为进一步诊治，急诊以"手足口病"收入我病区。

既往史：体健。按计划预防接种，未接种手足口疫苗，无手足口病接触史。

【体格检查】

体温 39.0 ℃，血压 113/85 mmHg，脉搏 120 次 / 分，呼吸 26 次 / 分，神清，口腔可见疱疹，双手、足、臀部可见散在红色丘疹，无疱疹，疹间皮肤正常。双肺呼吸音清，未闻及干、湿性啰音。心律齐，腹软，无压痛反跳痛，肠鸣音 3 次 / 分。

无双下肢水肿。

【辅助检查】

血常规：WBC 19.63×10^9/L，N% 76.1%，PLT 121×10^9/L，Hb 113 g/L；CRP 14.89 mg/L；血糖 4.23 mmol/L；肠道病毒通用型核酸检测（＋）、肠道病毒 EV71 核酸检测（－）、柯萨奇病毒 CA16 核酸检测（－）；胸片示双肺炎症可能，建议治疗后复查。乳酸 1.02 mmol/L。

【诊断】

诊断：手足口病。

诊断依据：患者为幼儿，急性起病，主要表现为发热、口腔内疱疹、手足臀部可见红色皮疹，化验检查肠道病毒通用型核酸检测阳性，综上诊断为手足口病。

【鉴别诊断】

（1）幼儿急疹：该病表现为突起高热，持续 3～5 天，上呼吸道症状轻，热骤降后出现皮疹，皮疹散在呈玫瑰色，多位于躯干，1～3 天皮疹退尽，热退后出疹为其特点。

（2）风疹：该病前驱期短，全身症状与呼吸道症状轻，无麻疹黏膜斑，发热 1～2 天后出疹，皮疹分布以面、颈、躯干为主，1～2 天皮疹消退，无色素沉着和脱屑，常伴耳后、颈部淋巴结肿大。

（3）猩红热：该病前驱期发热，咽痛明显，1～2 天后全身出现针尖大小红色丘疹，疹间皮肤充血，压之褪色，面部无皮疹，口周呈苍白圈，皮疹持续 4～5 天随热降而退，出现大片脱皮，外周血白细胞及中性粒细胞增高显著。

【治疗】

（1）重组人干扰素 α-1b 20 μg 雾化吸入，每 12 小时 1 次；

（2）患者发热时予以物理降温，体温超过 38.5 ℃时予以布洛芬退热治疗。

（3）皮肤护理。

经治疗，患者皮疹颜色变淡，未再见新发皮疹，体温正常，白细胞计数正常，治愈出院。

病例分析

手足口病是由肠道病毒引起的一种急性传染病，主要发生在学龄前儿童，尤其是 5 岁以下儿童。主要症状是手、脚、口腔黏膜和黏膜上的皮疹、疱疹和溃疡。结合流行病学史、临床表现和病原学检查等一般不难诊断。极少数病例皮疹不典型，部分病例仅表现为脑炎或脑膜炎等，诊断需结合病原学或血清学检查结果。

本例患者为 2 岁儿童，表现为发热、手足及口腔可见皮疹，结合肠道通用型病毒阳性，手足口病普通型不难诊断。绝大多数患者在此期痊愈。

治疗方面，以对症支持治疗为主。患者若口腔存在疱疹，咽痛、进食困难，哭闹，可给予干扰素 α、干扰素 β 口腔雾化治疗，减轻疼痛，缩短疗程。

手足口病患者一般预后较好，但需警惕重症病例、危重症病例，如患者出现持续高热，退热效果不佳、呼吸增快、外

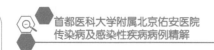

周血白细胞计数 ≥ 15×10⁹/L、血糖 > 8.3 mmol/L、血乳酸 ≥ 2.0 mmol/L 等重症病例指征，需及时对症处理，防治手足口病危重症。

本例患者入院时呈高热态势，给予对症退热后可降至正常，血糖、乳酸水平正常，无重症病例倾向，预后较好。注意部分手足口病例（多见于柯萨奇 A6、柯萨奇 A10 病毒感染者）在病后 2～4 周有脱甲的症状，一般新甲于 1～2 个月长出。

预防：接种肠道病毒 A71 型灭活疫苗，对肠道病毒 A71 感染保护率达 90% 以上。

病例点评

手足口病是由柯萨奇病毒、埃可病毒及其亚型、肠道病毒 71 型等引起的出疹性疾病，多发生于夏、秋季，5 岁以下儿童高发。主要表现为手、足、口腔黏膜和黏膜上的皮疹、疱疹和溃疡，大多数为自限性疾病，预后良好。柯萨奇 A6 病毒引起的手足口病，在发病后 1～2 个月可能会出现指（趾）甲脱落的表现，这是因为甲板周围炎症导致的，2～3 个月能恢复正常。

肠道病毒 71 型具有嗜神经性，易引起脑炎、脑膜炎、神经源性肺水肿，病情进展快、短者几小时可进展为神经源性肺水肿。死亡病例多见于发病后 1～3 天。

参考文献

1.　《手足口病诊疗指南(2018版)》编写专家委员会.手足口病诊疗指南(2018年版)
[J].中华传染病杂志,2018,36(5):257-263.

2.　徐艳利,李颖,陈益平,等.重组人干扰素α2b喷雾剂治疗小儿手足口病有
效性和安全性的多中心对照临床研究[J].中华传染病杂志,2018,36(2):
101-106.

（刘　洋）

病例 23 手足口病——神经源性肺水肿

病历摘要

【基本信息】

患者，女，3岁，主因"发热、皮疹3天，呼吸困难30分钟"急诊转入我院。2014年6月25日，患者无明显诱因出现发热，体温39.0 ℃，双手、足及臀部可见淡红色斑丘疹，口腔上腭部有小疱疹，当地医院诊断手足口病，予以"头孢吡肟、利巴韦林、喜炎平、阿昔洛韦"等治疗，症状无明显缓解。

2014年6月27日体温38.7 ℃，出现恶心、呕吐胃内容物，无易惊及肢体抖动，就诊于某医院，查WBC 21.0×10⁹/L，N% 66.5%，GLU 8.13 mmol/L。诊断：手足口病重症。予以"头孢唑肟、复合辅酶A、地塞米松4 mg、利巴韦林、20%甘露醇"等治疗后离院。

2014年6月28日3：00患者持续发热，体温38.5 ℃，自服美林效果不佳，呕吐胃内容物4次。5：50患者再次就诊，查体：体温38.5 ℃，呼吸35次/分，脉搏126次/分，血压90/60 mmHg，神志清楚，精神萎靡，双肺呼吸音粗，未闻及湿性啰音。6：30予以吲哚美辛1/3粒，9：00患者安静入睡。

2014年6月28日10：40，患者呼吸急促，面色苍白、皮肤湿冷，口唇发绀，持续出汗，口吐泡沫样痰，含褐色血丝。查体：体温35.9 ℃，呼吸41次/分，脉搏156次/分，血压

90/60 mmHg，血糖 17 mmol/L。治疗：甘露醇 60 mL，地塞米松 12 mg。11：02 分胸片提示双肺未见明显异常。11：20 查体：体温 35.8 ℃，呼吸 41 次 / 分，脉搏 156 次 / 分，血压 90/40 mmHg，转入我院感染三科 ICU 。

【体格检查】

体温 35.8 ℃，呼吸 41 次 / 分，脉搏 156 次 / 分，血压 90/40 mmHg，神志不清，精神萎靡，面色苍白、皮肤湿冷，皮肤弹性差，口唇发绀，呼吸急促，双肺呼吸音粗，可闻及满肺弥漫性湿性啰音、痰鸣音。

【辅助检查】

血常规 WBC $21.0×10^9$/L，N% 66.5%，GLU 8.13 mmol/L。

【诊断】

手足口病，危重症；脑炎；脓毒症休克；神经源性肺水肿。

诊断依据：发热，双手、足及臀部淡红色斑丘疹，口腔上腭部小疱疹；WBC $21.0×10^9$/L，N% 66.5%，GLU 8.13 mmol/L。

【治疗】

立即予以气管插管，呼气末正压通气；呋塞米 10 mg，静脉滴注；给予血管活性药如毛花苷 C、去甲肾上腺素等强心升压治疗。

11：45 胸片提示：双肺弥漫性渗出性病变（肺水肿），气道内见血性液体。经上述治疗，患者生命体征无明显改善，抢救无效死亡。

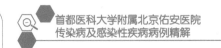

病例分析

手足口病是儿童常见的传染性疾病，婴幼儿和儿童普遍易感，以 5 岁以下儿童为主。

参考《手足口病诊疗指南》（2018 年版），根据疾病的发生、发展过程，将手足口病分为 5 期，依次为出疹期、神经系统受累期、心肺功能衰竭前期、心肺功能衰竭期、恢复期。神经源性肺水肿是继发于各种中枢神经系统损伤的突发颅内压增高导致的，其临床特点是严重的呼吸困难、呼吸窘迫、咳粉红色泡沫痰、呼吸循环衰竭。近年来，重症手足口病病例主要死亡原因就是并发了神经源性肺水肿和心功能衰竭。结合本例患者，发病 3 天，嗜睡半天，呼吸困难半小时，双手足可见数个红色小丘疹，口腔可见疱疹，手足口病诊断成立。患者出现喘憋、心率加快、憋气，已进入心肺功能衰竭期，此属于手足口病重症危重型，病死率较高。

大多数患者随着病情恢复神经系统损伤逐渐减轻并痊愈，少数危重病例可能存有后遗症。Chang 等报道中国台湾肠道病毒 71 相关神经系统损伤后存活的儿童，随访 2.9（1.0 ～ 7.4）年，28 例神经源性心肺衰竭患者有 18 例（64%）遗留有肢体无力和肌肉萎缩的后遗症，17 例（61%）需要鼻饲，16 例（57%）需要长期呼吸支持。单纯严重神经系统损伤患者，仅 5% 出现神经系统发育延迟，而神经源性心肺功能衰竭患者，则有 75% 存在神经系统发育延迟（$P < 0.001$）。

病例点评

此患者手足口病危重症、脓毒症休克、神经源性肺水肿诊断明确，而出现神经源性肺水肿后死亡率达 99% 以上。早期预警、识别手足口病危重症、神经源性肺水肿是降低病死率的关键。针对此患者，6 月 27 日第一次就诊体温 38.7 ℃，出现恶心、呕吐胃内容物，WBC $21.0×10^9$/L，N% 66.5%，GLU 8.13 mmol/L，属手足口病重症、脑炎，应收住院，给予积极救治、监测生命体征，严密观察病情变化，但急诊予以治疗后患者离院，离院患者持续发热 38.5 ℃，自服美林效果不佳，呕吐胃内容物 4 次。再次就诊时予以吲哚美辛 1/3 粒，患者在手足口病脑炎基础上，出现严重脱水、脓毒症休克，进一步发展为神经源性肺水肿，最终死亡。

本例患者年龄小，病情进展快，经积极治疗，呼吸功能维持情况尚可，但因后续自动出院，恢复情况不详。

总之，重症手足口病多发生在 3 岁以下儿童，疾病进展非常快，2～4 天就能形成重症手足口病，一旦救治不及时，能很快导致死亡。针对手足口病救治，要按照手足口病诊疗指南，严格管理手足口病患者，早诊断，早治疗。在发热、脑炎的治疗过程中，退热药、脱水药、激素类药的应用应慎重。要密切观察患者生命体征、严密观察病情变化，判断患者的血容量情况。

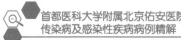

参考文献

1. 《手足口病诊疗指南（2018版）》编写专家委员会.手足口病诊疗指南（2018年版）[J].中华传染病杂志，2018，36（5）：257-263.
2. 李侗曾，梁连春.手足口病相关神经源性肺水肿和心功能衰竭[J].中国医药导刊，2012，（9）：1589-1590.
3. CHANG L Y，HUANG L M，GAU S S，et al.Neurodevelopment and cognition in children after enterovirous 71 infection[J]. N Engl Med，2007；356（12）：1226~1234.

（刘　洋）

笔记

病例 24　流行性乙型脑炎

病历摘要

【基本信息】

患者，男，24岁，主因"发热3天，嗜睡1天，抽搐3小时"于2013年9月10日入院。患者于3天前无明显诱因出现发热，体温最高40 ℃，伴寒战、头部不适，无恶心、呕吐，无咳嗽、咳痰，无腹痛、腹泻及皮疹，自服退热药物，无好转。1天前出现头痛、嗜睡，今晨步态不稳，于当地医院就诊，给予左氧氟沙星注射液及头孢曲松治疗，输液过程中，患者出现双眼凝视，不能应答，遂就诊于北京某医院，患者神志不清，突发抽搐，持续5分钟，给予甘露醇250 mL降颅压治疗，经我院感染综合科主任会诊，拟诊"流行性乙型脑炎"，转我院。既往患者先天性智力低下。

流行病学史：近几年，北京周边省区有散发流行性乙型脑炎。

【体格检查】

体温38.8 ℃，血压138/104 mmHg，脉搏100次/分，呼吸24次/分，血氧饱和度100%，神志不清，双侧瞳孔等大、等圆，对光反射敏感，咽部充血，扁桃体无肿大，颈强直，双肺未闻及啰音，各瓣膜听诊区未闻杂音，腹平软，肝脾肋下未触及，腹水征阴性，双下肢无水肿。四肢肌张力高，腱反射亢进，克氏征阳性，其余神经系统查体欠合作。全身皮肤无淤点、淤斑，浅表淋巴结未触及肿大。

【辅助检查】

血常规：WBC $7.29×10^9$/L，HGB 144 g/L，PLT $236×10^9$/L，N% 70.9%，L% 10.6%。白细胞分类：杆状粒核细胞 3.0%，分叶核粒细胞 62.0%，L% 18%，M% 15%，未见异型淋巴细胞，未见中毒颗粒。

动脉血气：pH 7.303，PCO_2 74.5 mmHg，PO_2 67.7 mmHg，BE 6.5 mmol/L，钾 3.92 mmol/L，钠 128.6 mmol/L，氯 96.2 mmol/L；hsCRP 35.1 mg/L；ESR 24 mm/hr；内毒素实验 5 pg/mL；PCT 0.42 ng /mL；血培养（－）；LDH 279.4 U/L，CK 351.5 U/L。血生化：ALT 70.7 U/L，AST 50 U/L，余项均正常；铁蛋白 590.1 ng/mL；脑脊液常规潘氏试验阳性，细胞总数 $0.023×10^9$/L，单个核细胞 $0.021×10^9$/L，多个核细胞 $0.002×10^9$/L；脑脊液隐球菌墨汁颜色阴性，普通细菌涂片染色阴性，未见结核杆菌；脑脊液生化 TP 0.7 g/L，GLU 3.81 mmol/L，氯 124.3 mmol/L；脑脊液、血清乙型脑炎病毒抗体结果提示阳性；自身免疫系列抗体余均阴性；快速隐球菌抗原鉴定阴性；弓形体抗体 IgM、IgG 阴性；MVC IgM（－）、EBV-CA IgM（－），B19 IgG 阳性；CMV、EBV 核酸检测阴性；流感病毒抗原、核酸阴性；肠道病毒 71 核酸检测阴性；风疹病毒抗体 IgM、IgG 阴性；免疫球蛋白 G/A/M 及补体 C3、C4 均正常。胸片：心、肺、膈未见明显异常。

【诊断】

流行性乙型脑炎；呼吸衰竭；代谢性碱中毒，呼吸性酸中毒；肝功能异常。

诊断依据：患者为青年男性，秋季急性起病，主要表现为发热及神经系统症状，入院查体神志欠清，脑膜刺激征阳性，血常规白细胞计数、中性粒细胞百分比正常，CRP、ESR 及 PCT 升高，脑脊液检查压力正常，白细胞增多且以单个核细胞为主，蛋白轻度升高，考虑病毒性脑炎可能性大。血清乙型脑炎病毒抗体检测结果为阳性，考虑流行性乙型脑炎诊断。

【鉴别诊断】

（1）化脓性脑膜炎：中枢神经系统症状与乙型脑炎类似，脑膜炎表现突出，脑脊液呈细菌性脑膜炎改变，CSF 细胞数＞ $1000×10^6$/L 和分类中性粒细胞占优势，涂片及培养可找到细菌，其中流脑多见于冬、春季节，大多有皮肤、黏膜淤点，其他细菌所致者多有原发病灶。

（2）结核性脑膜炎：通常亚急性起病，有结核病史，脑膜刺激征明显而脑实质病变较轻，脑脊液检查蛋白含量升高，氯化物及糖含量降低，白细胞计数升高往往不如化脓性脑膜炎明显，脑脊液涂片或培养可检出结核杆菌。

（3）其他病毒性脑膜炎：由单纯疱疹病毒、肠道病毒、腮腺炎病毒等引起，脑脊液白细胞计数通常低于 $1000×10^6$/L，糖及氯化物一般正常或稍低，细菌涂片或细菌培养结果阴性，确诊依赖于血清学检查和病毒学分离。

【治疗】

（1）降颅压治疗：20% 甘露醇 250 mL 快速静脉滴注
（30 分钟），每 6 小时 1 次。

（2）气管插管、呼吸机辅助呼吸。

（3）补液、肠道营养支持治疗。

（4）地塞米松 10 mg 静脉输入，每日 1 次，连用 3 天。

5 天后患者神志逐渐转清，能正确回答简单问题，复查血
常规、肝酶及各项指标均恢复正常，给予办理出院。出院 3 个
月后随访，无明显神经系统后遗症。

病例分析

流行性乙型脑炎（epidemic encephalitis B）是由乙型脑炎
病毒（Japanese encephalitis virus，JEV）引起的以脑实质炎症
为主要病变的中枢神经系统急性传染病，主要分布在亚洲远东
地区和东南亚地区，经蚊传播，多见于夏、秋季。临床上发病
急，有高热、意识障碍、惊厥、强直性痉挛和脑膜刺激征等。

带毒雌蚊叮咬人体时，病毒随蚊虫唾液传入人体皮下，在
毛细血管内皮细胞及局部淋巴结等处细胞中增生，随后少量病
毒入血造成短暂的第一次病毒血症，此时病毒随血循环散布到
肝、脾等处的细胞中继续增生，一般不出现明显症状或只发生
轻微的前驱症状。经 4 ～ 7 天潜伏期后，在体内增生的大量病
毒，再侵入血流造成第二次病毒血症，引起发热、寒战及全身
不适等症状，若不再继续发展者，即成为顿挫感染，数日后可

自愈；但少数患者体内的病毒可通过血脑屏障进入脑内增生，引起脑膜及脑组织发炎，造成神经元细胞变性坏死、毛细血管栓塞、淋巴细胞浸润，甚至出现局灶性坏死和脑组织软化。重症患者可能死于呼吸循环衰竭，部分患者病后遗留失语、强直性痉挛、精神失常等后遗症。

长期以来，流脑病程中的肝损伤多被忽视，国内有文献报道，ALT 异常的发生率在普通型为 21.80%、重型及极重型为 36.67%。ALT 均以轻度升高为主，峰值在病程中随高热、抽搐、缺氧等症状缓解而下降。重型及极重型 ALT 异常的发生率和数值明显高于普通型。有学者甚至认为，肝损伤与病情、病程呈正相关，可作为临床分型及预后判断的早期线索。同时，AST 异常的发生率与 ALT 的规律类似，但其数值的变化较 ALT 高，提示乙型脑炎病程中不仅有肝损伤，也可能同时存在有心肌损伤。

病例点评

乙型脑炎典型的临床表现包括急性起病、高热、头痛、呕吐、意识障碍、抽搐、病理反射及脑膜刺激征阳性等。随着乙型脑炎疫苗的普及、接种，此病发病率明显下降，但在河南、山东、河北、山西、北京周边等地区仍有散发病例。在临床诊治中，许多医生未行乙型脑炎抗体检测，而按普通病毒性脑炎处置。

乙型脑炎如及时诊断，针对发热、惊厥行正确降颅压治疗及呼吸肌支持，大多病例预后良好。尤其在 ICU 病房，进行生命体征监测、细致观察病情变化，呼吸道的护理、综合支持治疗等均有利于患者恢复，大大降低此病的病死率、致残率。

参考文献

1. 中华医学会.临床诊疗指南传染病学分册 [M]. 北京：人民卫生出版社，2006.

2. 王丽恒，李梦竹，夏 曦，等.川北地区 35 例流行性乙型脑炎的流行病学及临床特征分析 [J]. 川北医学院学报，2018，33（4）：567-570.

3. 周春碚，姚 宁，李 勤，等.2006-2015 年重庆市流行性乙型脑炎流行特征分析 [J]. 实用预防医学，2018，25（3）：329-332，377.

4. 赵苏晔，刘淳婷，刘 铭.贵州省疑似流行性乙型脑炎病例病原谱研究 [J]. 中国疫苗和免疫，2018，24（5）：549-553.

5. KJELLAND V，PAULSEN K M，ROLLUM R，et al. Tick-borne encephalitis virus, Borrelia burgdorferi sensu lato, Borrelia miyamotoi, Anaplasma phagocytophilum and Candidatus Neoehrlichia mikurensis in Ixodes ricinus ticks collected from recreational islands in southern Norway [J]. Ticks and tick-borne diseases，2018，9（5）：1098-1102.

6. 刘 芹，王兴勇.流行性乙型脑炎流行特征及后遗症 [J]. 中国保健营养，2018，28（3）：423.

7. 孙 翔，刘元宝，许 燕.江苏省 2013-2017 年流行性乙型脑炎病例特征 [J]. 中国热带医学，2018，18（9）：893-895，914.

8. 朱 冉，胡 泊.207 例流行性乙型脑炎流行特征分析 [J]. 中国病原生物学杂志，2017，12（9）：890-892，900.

9. YOSHII K，SONG J Y，PARK S B，et al. Tick-borne encephalitis in Japan, Republic of Korea and China [J]. Emerging microbes & infections，2017，6（9）：e82.

（王　扬）

病例 25　百日咳

病历摘要

【基本信息】

患者，男，1个月，主因"间断咳嗽9天，加重4天"于2017年10月13日以"百日咳"收入我科。患者于9天前开始出现咳嗽、咳痰，有喘鸣音，无发热，就诊于当地诊所，给予头孢类抗生素等药物治疗2天，效果欠佳。患者咳嗽、咳痰较前加重，并出现鸡鸣样咳嗽喘息，伴有呛奶、口周青紫，转至某儿童医院，化验白细胞计数 $28.67×10^9$/L，中性粒细胞百分比 16.9%，淋巴细胞百分比 67.6%，单核细胞百分比 11.5%，C- 反应蛋白＜8 mg/L，胸片提示两下肺内带可见斑片状阴影，诊断为肺炎，给予拉氧头孢 0.5 g，每12小时1次静脉滴注抗感染及氨溴索化痰平喘对症治疗，患者症状未见好转，且有反复青紫发作。进一步转至医院监护室，给予无创呼吸机辅助通气，呼气末正压通气 4 cmH$_2$O，氧流量 8 L/min，FiO$_2$ 0.3，并予以人免疫球蛋白静脉滴注，鼻咽部分泌物 PCR 检测提示百日咳杆菌阳性，成功脱机后为进一步诊治收入我院。

既往史：患者体健。其母亲于1个月前开始咳嗽，未明确诊治。

【体格检查】

体温 37 ℃，血压 91/52 mmHg，心率 162 次/分，呼吸

43 次 / 分，外周脉氧饱和度 100%，患者精神可，咽不红，扁桃体无红肿、溢脓，静息状态下口唇无紫，双肺呼吸音稍粗，未闻及明显干、湿性啰音，心律齐，心音可，腹软，无明显压痛、反跳痛，肝脾肋下未及，肠鸣音正常，双下肢不肿，颈抵抗（−），肌力及肌张力正常。

【辅助检查】

血常规：WBC 16.85×10^9/L，HGB 106 g/L，PLT 515×10^9/L，N% 18.0%，L% 68.3%，异型淋巴细胞 12%。CRP 2 mg/L。肝功能：ALT 69.4 U/L，AST 88.6 U/L，TBIL 7.3 μmol/L，DBIL 3.3 μmol/L，ALB 29.6 g/L。

【诊断】

百日咳痉咳期；肺炎。

诊断依据：患者为婴幼儿，急性起病，以痉挛性咳嗽为主要表现，发作时伴颜面部青紫，外周血常规白细胞明显增加，并且是以淋巴细胞增加为主，异型淋巴细胞增多，鼻咽部分泌物 PCR 提示百日咳杆菌，考虑百日咳诊断明确。患者外院胸片提示肺炎，考虑百日咳肺炎诊断。

【鉴别诊断】

（1）毛细支气管炎：通常发生在 2 岁以下儿童，通常由呼吸道合胞病毒、鼻病毒、流感病毒等引起，是婴幼儿咳嗽、喘息等最常见的原因，化验血常规通常白细胞未见明显异常或白细胞下降，通常不需要抗感染治疗，以缓解气道痉挛对症治疗为主。

（2）支原体肺炎：咳嗽常表现为渐近性，白细胞正常或轻度升高，胸片表现为支气管肺炎或盘状肺不张，大环内酯类抗生素治疗有效。

（3）流感病毒性肺炎：通常表现高热起病，咳嗽、喘息、咳痰，通常病程进展比较迅速，胸片可见片状影，化验白细胞正常范围或降低，淋巴细胞增加，流感重症的时候淋巴细胞下降。

【治疗】

（1）呼吸道隔离。

（2）第 1 天阿奇霉素按 30 mg/kg 顿服，第 2 ～ 5 天每日按 15 mg/kg 顿服。

（3）异丙脱溴铵、布地奈德雾化等治疗。

患者咳嗽逐渐减轻，次数逐渐减少，每日 3 ～ 5 次，1 周后患者症状好转出院。出院后 1 月余门诊随访，患者咳嗽情况已明显好转。

病例分析

百日咳是一种疫苗可预防的急性呼吸道传染病，百日咳鲍特菌是引起百日咳的唯一致病菌。其特征性临床症状为阵发性痉挛性咳嗽伴吸气、"鸡鸣"样回声，病程可迁延数月，常引起流行。近年来，儿童百日咳发病率逐年升高。婴幼儿以痉挛性咳嗽、喘息为主要表现可以见于毛细支气管炎、支原体肺炎、百日咳等，但是百日咳患者发作时往往症状更重，患者在痉咳末吸入大量气体经过痉挛的声门可发出高音调似"鸡鸣"

样吸气声，这是百日咳的特点，且伴颜面部青紫。百日咳患者外周血白细胞往往明显增加，并且是以淋巴细胞增加为主，这也是本病的特点。本例患者鼻咽部分泌物 PCR 提示百日咳杆菌，病原学诊断明确。

0～3 月龄婴儿，无热或低热，出现频率和严重度均进行性增加的咳嗽，加上"鸡鸣"样回声、呼吸暂停或咳嗽后呕吐、发绀、抽搐、肺炎、密切接触长期无热咳嗽的患者（多为家庭成员）中的 1 项即可临床诊断；也可不出现咳嗽，仅表现为阵发性呼吸暂停、发绀和抽搐。没有病原学方面的结果，血常规检查提示白细胞计数升高（$\geq 20 \times 10^9$/L）伴淋巴细胞增多症（淋巴细胞比例 $\geq 60\%$）也可实验室确诊，否则应该行百日咳病原检测才能达到实验室诊断标准。

3 月龄以上儿童，符合持续 1～2 周以上"鸡鸣"样回声、咳嗽后呕吐、呼吸暂停、抽搐、肺炎、发作间期阵发性多汗、症状夜间加重中的 1 项即可临床诊断，进一步行百日咳病原方面的检测可实验室确诊。

百日咳的抗菌治疗首选大环内酯类抗生素，应尽早服用抗生素，卡他期应用抗生素可以减轻甚至消灭痉咳，进入痉咳期后再应用，不能缩短病程，但可以缩短排菌期及预防继发感染，所以，恢复期之前都应该进行抗感染治疗。红霉素 30～50 mg/（kg•d），每日 3 次，静脉滴注或口服，7～14 天为 1 个疗程；阿奇霉素 5～10 mg/（kg•d），1 次顿服，总量 30 mg/kg，3～5 天为 1 个疗程；罗红霉素 5～10 mg/（kg•d），分两次口服，7～10 天为 1 个疗程。2017 年我国百日咳诊疗

笔记

指南指出，除新生儿外均推荐红霉素；而当年最新版的《热病》指出，阿奇霉素或克拉霉素为百日咳鲍特菌治疗的首选。

近年来，成人及儿童病例百日咳都有增加的趋势，尤其是10岁以下的儿童密切接触长期无热咳嗽的患者（多为家庭成员）后出现超过1～2周的痉挛性咳嗽，加上"鸡鸣"样回声、呼吸暂停、咳嗽后呕吐、发绀等症状，应警惕百日咳，如化验示外周血白细胞、淋巴细胞增加，应进一步进行百日咳病原学检测，如百日咳鲍特菌核酸检测、细菌培养、ELISA 检测 PT-IgG 滴度出现明显升高（> 80 ～ 100 U/mL），发病初期与恢复期双份血清 PT-IgG 滴度出现显著升高（> 2 ～ 4 倍）可实验室诊断百日咳。

相关知识点提示如下。

（1）阵发性痉挛性咳嗽伴有"鸡鸣"样回声、呼吸暂停、发绀等是百日咳的特点，分为卡他期、痉咳期、恢复期。

（2）3 月龄以下婴幼儿出现典型百日咳症状和血常规表现，可以没有病原学结果就实验室确定诊断。

（3）痉咳期就开始用大环内酯类药物抗感染治疗，可以缩短病程、减轻症状，卡他期抗感染并不能缩短病程，但是能减少排毒时间。

（4）按时接种疫苗是预防百日咳发生的最重要的手段，对于没有接种过百日咳疫苗的婴幼儿，家庭内成员出现咳嗽症状时注意及时呼吸道隔离。

（5）随着百日咳疫苗的接种，百日咳的发病群体发生改变，6 月龄以下婴幼儿和青少年 / 成人是近年来百日咳发生的重点人群，呈"双向分布"。

（6）百日咳疫苗保护时间并不长，我国6岁及6岁以上儿童，已普遍缺乏对百日咳鲍特菌的免疫力，美国儿科学会和CDC均建议青少年儿童接受百日咳的加强免疫，我国也需要采取相应措施预防百日咳再现。

病例点评

百日咳是一种由百日咳杆菌引起的急性呼吸道传染病，多发生于婴幼儿。自从广泛实施百日咳菌苗免疫接种后，本病的发生率已经大为降低。我院感染综合科近几年收治的百日咳患者较前增多。

百日咳的临床特征为阵发性、痉挛性咳嗽，咳嗽进行性加重，咳嗽终末出现深长的"鸡鸣"样吸气性吼声，病程长达2～3个月，如无并发症，经合理治疗和护理，患者预后良好；并发支气管肺炎、百日咳脑病时，如不及时治疗，预后不良。

治疗：早期（发病初2周），给予红霉素、阿奇霉素或复方新诺明治疗，口腔护理、气道雾化吸入改善患者的症状。对于病情重的患者，可使用高价"百日咳免疫球蛋白"肌内注射，每次1 mL，隔日1次，连续用3次。以后处置以口腔护理、呼吸道护理为主，预防或治疗继发感染。

参考文献

1. 中华医学会儿科学分会感染学组，《中华儿科杂志》编辑委员会.中国儿童百日咳诊断及治疗建议 [J].中华儿科杂志，2017，55（8）：568-572.

2. 中华预防医学会疫苗可预防疾病儿童百日咳临床调查研究协作组.持续性咳嗽儿童百日咳临床多中心调查研究 [J].中华儿科杂志，2010，48（10）：748-752.

3. 桑福德.热病 抗微生物治疗指南 [M].46 版.北京：中国协和医科大学出版社，2017：69.

4. PANDEY S，CETIN N. Peripheral smear clues for Bordetella pertussis[J]. Blood，2013，122（25）：4012-4012.

5. PILLAY-VAN W V，SWINGLER G H . Symptomatic treatment of the cough in whooping cough[J]. Cochrane Database Syst Rev，2014，5（1）：CD003257.

（张佳莹）

病例 26 狂犬病

病历摘要

【基本信息】

患者，男，56岁，主因"吞咽困难1天"入院。患者于1天前无明显诱因出现大量饮水时自觉咽部发紧，少量饮水、进食无影响，伴唾液增多，反复吐唾沫，伴轻度胸闷、气短，伴左手背部隐痛，诉恐风恐水，无明显咽痛，无畏光、发热，无畏寒、寒战，无意识障碍，无肢体抽搐，无声音嘶哑、口齿不清，无肢体活动障碍等。今日凌晨来我院急诊，完善相关检查提示：白细胞计数 8.91×10^9/L，中性粒细胞百分率86.4%；头颅CT平扫脑内未见明确病变。现为进一步治疗收入我科。患者自发病以来神志清楚，进食水减少，二便如常，体重无明显变化。

流行病学史：3个月前，狗咬伤左手指，未注射狂犬病疫苗。否认既往其他病史、药物及食物过敏史，否认其他传染病史。

【体格检查】

神志清，精神紧张，双侧瞳孔等大、等圆，对光反射存在，双肺呼吸音粗，未闻及干、湿性啰音，心率102次/分，心律齐，腹软，无压痛，无反跳痛。

【辅助检查】

全血细胞分析：RBC 5.09×10^{12}/L，WBC 8.91×10^9/L，HGB 162.08 g/L，PLT 200.0×10^9/L，N% 86.4%，L% 10.0%。肝功能：AST 20.6 U/L，ALT 22.8 U/L，TBIL 16.5 μmol/L，DBIL 6.4 μmol/L，ALB 40.2 g/L，Cr 54.3 μmol/L，BUN 8.25 mmol/L，GLu 6.58 mmol/L，钾 3.97 mmol/L；头颅 CT 平扫脑内未见明确病变。

【诊断】

狂犬病。

诊断依据：患者为中老年男性，急性起病，3 个月前左手指被狗咬伤，未接种狂犬病疫苗，临床表现为典型恐风、恐水，入院后白细胞及中性粒百分比增高，故上述临床诊断明确。

【鉴别诊断】

（1）破伤风：破伤风的早期症状是牙关紧闭，以后出现苦笑面容及角弓反张，但不恐水。破伤风患者的受累肌群在痉挛间歇期仍保持较高的肌张力，而狂犬病患者的受累肌群在间歇期却是完全松弛的。

（2）病毒性脑膜炎：有明显的颅内高压和脑膜刺激征，神志改变明显，脑脊液检查有助于鉴别。

（3）脊髓灰质炎：麻痹型脊髓灰质炎易与麻痹型狂犬病混淆。此病呈双向热型起病，双侧肢体出现不对称弛缓性瘫痪，无恐水症状，肌痛较明显。

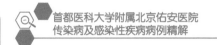
【治疗】

入院后完善相关检查，给予单间隔离，避免灯光、声音刺激，后患者出现呼吸困难、呼吸衰竭，家属拒绝有创抢救，宣告临床死亡。

病例分析

狂犬病是由狂犬病病毒感染引起的一种以侵犯中枢神经系统为主的急性人兽共患传染病，临床大多表现为特异性恐风、恐水、咽肌痉挛、进行性瘫痪等。狂犬病病毒既可感染家畜，又可感染野生动物，然后通过咬伤或抓伤传播至人，带病毒犬唾液中的病毒，也可经抓伤、舔伤及其他伤口的黏膜和皮肤入侵，少数可在宰杀病犬、剥皮、切割等过程中被感染。一旦发病，病死率高达 100%。

狂犬病全年均有发病，但在夏、秋季高发。我国狂犬病的主要传染源是病犬，其次为猫、猪、牛、马等。在发达国家由于对流浪狗控制及对家养狗的强制免疫，蝙蝠、浣熊、臭鼬、狼、狐狸等野生动物成为主要传染源。蝙蝠群居洞穴中的含病毒气溶胶也可经呼吸道传播。器官移植也可传播狂犬病。

狂犬病潜伏期长短不一，可数日至数年，一般为 1 ~ 3 个月。狂犬病在临床上可表现为狂躁型（大约 2/3 病例）或麻痹型。狂躁型患者以意识模糊、恐惧、痉挛，以及自主神经功能障碍（如瞳孔散大和唾液分泌过多等）为主要特点。麻痹型患者意识清楚，但有与吉兰 - 巴雷综合征相似的神经病变症状，不过狂犬病患者一般伴有高热、叩诊肌群水肿（通常在胸部、三角肌和大腿）和尿失禁，而不伴有感觉功能受损。根据病程，狂犬病可分为潜伏期、前驱期、急性神经症状期（兴奋期）、麻痹期、昏迷和死亡几个阶段。恐水、怕风是本病的特殊症状，典型患者见水、闻流水声、饮水或仅提及饮水时，均可引起严重的咽喉肌痉挛。

依据有被狂犬或病兽咬伤或抓伤史，出现典型症状如恐水、怕风、咽喉痉挛，或怕光、怕声、多汗、流涎，和咬伤处出现麻木、感觉异常等即可做出临床诊断。确诊有赖于检查病毒抗原，病毒核酸或尸检脑组织中的内基小体。

针对伤口处理：应用 20% 肥皂水或 0.1% 苯扎铵（新洁尔灭）彻底冲洗伤口至少半小时，力求去除狗涎，挤出污血。彻底冲洗后用 2% 碘酒或 75% 酒精涂擦伤口，伤口一般不缝合或包扎，以便排血引流。若伤口较深较大，则应在伤口底部和周围行局部浸润注射免疫球蛋白。此外，尚需注意预防破伤风及细菌感染。

狂犬病迄今无特效的治疗方法，实施疫苗免疫是预防和控制狂犬病发病最有效的措施。疫苗接种可用于暴露后预防，也可用于暴露前预防。

病例点评

狂犬病（rabies）是由狂犬病毒（rabies virus，RV）引起的一种侵犯中枢神经系统为主的急性人兽共患传染病。狂犬病毒由病兽（常见犬、猫、蝙蝠）通过唾液以咬伤、抓伤方式传给人。临床主要表现高度兴奋、恐水、怕风、呼吸困难，受声、光、风、痛等刺激引起咽肌痉挛，由于患者唾液分泌量增多可致流涎、大汗淋漓，最后可发生进行性肢体瘫痪而死于呼吸和循环衰竭。

发病早期症状不典型，临床无特异检查方法，易误诊、漏诊，流行病学史有助于早期诊断。目前患者发病后近100%死亡，故被犬等动物咬伤、抓伤后，要规范处理伤口，及时、全程进行狂犬疫苗接种。

参考文献

1. WHO. Rabies：WHO，2017（EB/OL）.http：//www.who.int/mediacentre/factsheets/fs099/en/.

2. 李艳荣，祝丽玲，朱武洋，等.中国2016年狂犬病流行病学特征分析[J].中华流行病学杂志，2018，1（39）：40-43.

3. 中国疾病预防控制中心.狂犬病预防控制技术指南（2016年版）[J].中国病毒病杂志，2016，6（3）：161-188.

（吉 杉）

病例 27　肾综合征出血热

📋 病历摘要

【基本信息】

患者，男，43 岁，主因"发热、腰疼 4 天，黑便 1 天，无尿半天"收入院。4 天前患者无明显诱因出现发热、腰痛，未治疗。2 天前腹部不适，排黑色柏油样便，量约 500 mL，伴心悸、乏力、冷汗，无呕血，未予以重视，次日解黑便约 200 mL，今晨 2 时左右患者起夜时曾摔倒，自诉当时意识清楚，乏力、口渴明显，家属发现其面色苍白、巩膜黄染。于大兴某医院就诊，查血常规：WBC 18.74×10⁹/L，HGB 61 g/L，N% 73.4%，L% 19.1%，PLT 3.1×10⁹/L，CRP ＜ 8 mg/L。血生化：ALT 2496 U/L，AST 3000 U/L，ALB 354 g/L，TBIL 126 μmol/L，DBIL 56.8 μmol/L，LDH 4087 U/L，Cr 214 μmol/L，Urea 23.3 μmo1/L，钾 5.2 mmol/L，钠 126 mmol/L。凝血功能：PT 16.2 s，FIB 3.71 g/L，PT% 59%，APTT 31.4 s。彩超：肝脏体积大，回声增强；脾大；双侧肾体积增大。当地医院治疗不详。今日上午起患者开始无尿，现患者为进一步诊治入我科。平素体健，饮酒 20 年，平均每日白酒半斤。

流行病学史：发病 2 周前有山区旅游病史。

【体格检查】

体温 36.2 ℃，脉搏 110 次 / 分，呼吸 22 次 / 分，血压

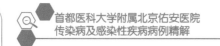
90/50 mmHg，神志清楚，精神弱，无肝掌或蜘蛛痣，皮肤较苍白，双眼巩膜黄染。双肺呼吸音粗，未闻及明显干、湿性啰音，心脏听诊各瓣膜区未闻及明显杂音。腹部饱满，无压痛、反跳痛，肝脾肋下未触及，肝脾肾区无叩击痛，移动性浊音（−），双下肢不肿。神经系统查体未见明显异常。

【辅助检查】

血常规：WBC 16.84×10⁹/L，HGB 45 g/L，N% 75.2%，L% 20.5%，PLT 2.5×10⁹/L，血生化：ALT 2496 U/L，AST 3000 U/L，ALB 354 g/L，TBIL 126 μmol/L，DBIL 56.8 μmol/L，LDH 4087 U/L，Cr 214 μmol/L，Urea 23.3 μmol/L，钾 5.2 mmol/L，钠 126 mmol/L。

彩超示：肝脏体积大，回声增强；脾大；双侧肾体积增大。

肾综合征出血热 IgM（＋）。

【诊断】

肾综合征出血热，少尿期；消化道出血；贫血（中度）；失血性休克；急性肝损伤；急性肾功能不全；酒精性肝病；高血压。

诊断依据：患者于发病 2 周前有山区旅游病史；患者急性起病，发热、反复出现黑便，半天前无尿；WBC 16.84×10⁹/L，HGB 45 g/L，N% 75.2%，L% 20.5%，PLT 2.5×10⁹/L；血生化：ALT 2496 U/L，AST 3000 U/L，ALB 35.4 g/L，TBIL 126 μmol/L，DBIL 56.8 μmol/L，LDH 4087 U/L，Cr 214 μmol/L，BUN 23.3 μmol/L，肾综合征出血热 IgM（＋）。

【鉴别诊断】

（1）上呼吸道感染：多有受凉或流感接触史，上呼吸道症状突出，全身症状随热退而明显好转。除咽部充血外，多无其他体征。

（2）伤寒：发热期长，多无低血压，少见出血及尿量变化，中毒症状以面色苍白、表情淡漠、相对缓脉为主。白细胞正常或减少，嗜酸性粒细胞减少或消失，肥达试验阳性，血、骨髓培养出伤寒杆菌可确诊。

（3）败血症：有局灶性炎症或转移性化脓病灶，多呈急性起病，主要表现发热及严重全身中毒症状（寒战、高热、肌痛、关节痛、肝脾大、皮疹、感染性休克、迁徙性病灶等）、多脏器损伤。白细胞总数及中性粒细胞增高，血培养可有病原菌生长。

（4）另外，还应与流脑、钩体病、斑疹伤寒、急性肾衰竭、急腹症等鉴别。

【治疗】

（1）补液 0.9% NaCl 2000 mL，白蛋白 20 g。

（2）输血 1200 mL，输血小板 2 单位。

（3）0.9%GLU 250 mL+ 复方甘草酸酐 100 mg 静脉滴注；0.9% NaCl 100 mL+ 还原型谷胱甘肽 1.2 g 静脉滴注。

（4）对症支持治疗。

经上述治疗，患者血压回升至 110/60 mmHg，HGB 65 g/L，PLT $4500×10^9$/L，未再排黑便。3 天后患者尿量逐渐增多，进入多尿期，7 天后病情痊愈出院。

笔记

病例分析

　　肾综合征出血热是由汉坦病毒属的各型病毒引起的、以鼠类为主要传染源的一种自然疫源性疾病。肾综合征出血热的流行有地区性、季节性及周期性特征，我国疫情最重，除青海和新疆外，均有病例报告。

　　本病的主要病理变化是全身小血管和毛细血管广泛性损伤，临床上典型病程有发热期、低血压休克期、少尿期、多尿期及恢复期。发热期主要表现为发热、全身中毒症状、毛细血管损伤和肾损伤。患者多起病急，畏寒，发热常在 39～40 ℃，热型以弛张型为多，少数呈稽留型或不规则热。低血压休克期一般发生于第 4～6 天，迟者在第 8～9 个病日出现。少尿期一般发生于第 5～8 天，主要表现为尿毒症、酸中毒和水电解质紊乱，严重患者可出现高血容量综合征和肺水肿；临床表现为厌食、恶心、呕吐、腹胀和腹泻等，常有顽固性呃逆，可出现头晕、头痛、烦躁、嗜睡、谵妄，甚至昏迷和抽搐等症状。多尿期为新生的肾小管重吸收功能尚未完善，加上尿素氮等潴留物质引起高渗性利尿作用，使尿量明显增加。

　　诊断标准：诊断主要依靠临床特征性症状和体征，结合实验室检查，参考流行病学资料进行。①在肾综合征出血热流行季节发病，病前 2 个月内进入疫区并有与鼠类或其他宿主动物接触史。②临床特征包括早期四种主要表现和病程的五期经过，前者为发热中毒症状，充血、出血、休克和肾损伤。患者热退后症状反而加重。③实验室检查包括血液浓缩、血红蛋白和红细胞增高、白细胞计数增高、血小板减少。尿蛋白大量出现和尿中带膜状物有助于诊断。血清、血细胞和尿中检出肾综合征出血热病毒抗原和血清中检出特异性 IgM 抗体可以明确诊断。

病例点评

肾综合征出血热（hemorrhagic fever with renal syndrome，HFRS）又称流行性出血热（epidemic hemorrhagic fever，EHF），是由汉坦病毒感染引起的一种自然疫源性疾病，鼠为主要传染源，散发为主、局部暴发流行。

临床表现多样复杂，轻者如上呼吸道感染，重者多脏器损伤，预后不良。典型病例表现为四大症状，即发热、出血、休克、肾损伤；分为五期经过，即发热期、休克期、少尿期、多尿期、恢复期，诊断不难。不典型病例需结合肾综合征出血热抗体，综合分析。

本例患者发热时间短，以消化道反复大量出血和肝、肾功能严重损伤为主要表现，易误诊或延误诊断。本例患者血白细胞明显升高、血小板极度降低，出血、肾损伤，结合流行病史基本可以诊断，最终依靠病原学确诊。治疗及时，通过积极输血、保肝、CRRT 等综合措施，患者出血停止、休克纠正、肝肾功能恢复，痊愈出院。

参考文献

1. 陕西省卫生健康委员会，空军军医大学唐都医院 . 肾综合征出血热诊疗陕西省专家共识 [J]. 陕西医学杂志，2019，48（3）：275-288.

2. 杨绍基 . 传染病学 [M].8 版 . 北京：人民卫生出版社，2013：77-86.

3. 刘 喆 . 肾病综合征出血热患者的观察与护理体会 [J]. 中国医药指南，2019，17（2）：250-251.

4. 张亚丽，李文茹，李 君，等 . 肾综合征出血热疾病特点及治疗策略 [J]. 中国保健营养，2018，28（8）：191-192.

（高丽娟）

病例 28 发热伴血小板减少综合征

病历摘要

【基本信息】

患者，男，30岁，因"发热7天"，急诊以"发热待查，肝功能异常"收入我科。患者于7天前劳累、受凉后出现发热，体温最高 39.6 ℃，伴畏寒、寒战，伴头痛，肌肉、关节疼痛，乏力，恶心、呕吐，呕吐物为胃内容物，无暗红色及咖啡样物。就诊于当地医院，拟诊"感冒"给予输液治疗3天（具体用药不详），无明显好转，患者仍反复发热，服用退热药物效果不佳，遂就诊于我院急诊，查血常规：WBC 3.65×10^9/L，PTL 74.0×10^9/L，N% 71.2%；血生化：ALT 442.3 U/L，AST 452.9 U/L，ALB 43.5 g/L，Cr 74.1 μmol/L，BUN 2.24 mmol/L，钾 3.22 mmol/L。2014年5月1日以"发热待查、肝功能异常"收入院。

【体格检查】

体温 38.0 ℃，血压 118/70 mmHg，脉搏 107次/分，呼吸 23次/分，神志清，精神差，全身皮肤、巩膜未见黄染，双侧颈部可触及黄豆大小淋巴结，质硬，活动度可，无触痛。咽红，扁桃体未见肿大，双肺呼吸音粗，未闻及明显干、湿性啰音，心律齐。腹部膨隆，肝脾肋下未触及，无压痛、无反跳痛，移动性浊音阴性，下肢无水肿，颈抵抗（−），四肢肌力、肌张力正常，病理征未引出。

【辅助检查】

血常规：WBC 3.65×10^9/L，HGB 160 g/L，PTL 74.0×10^9/L，N% 71.2%。

血生化：ALT 442.3 U/L，AST 452.9 U/L，TBIL 19.4 μmol/L，ALB 43.5 g/L，Cr 74.1 μmol/L，BUN 2.24 mmol/L。

凝血：PT 10.6 s，INR 0.95，PTA 108%。

PCT、ESR、CRP 均正常。

肾综合征出血热 IgM 抗体、出血热 IgG 抗体均为（-），麻疹抗体 IgM、风疹抗体 IgM 均为（-），肥达-外斐反应（-），嗜肝病毒标志物均为（-），EBV、CMV 等病毒指标学均为（-），自身免疫系列均为（-），免疫球蛋白正常，呼吸道相关病原体抗体均为（-）。

脑脊液未见普通细菌、新型隐球菌及结核杆菌，血培养（-），血涂片未见疟原虫。

心电图、胸片、腹部超声无异常。

【诊断】

发热伴血小板减少综合征；肝功能异常。

诊断依据：患者为青年男性，急性病程，既往体健。此次以发热、血小板减少、肝功能异常为主要表现。全身皮肤、巩膜未见黄染，双侧颈部可触及黄豆大小淋巴结，质硬，活动度可，无触痛。咽红，扁桃体未见肿大，双肺呼吸音粗，未及明显干、湿性啰音，心律齐。腹部膨隆，肝脾肋下未触及，无压痛、反跳痛，移动性浊音阴性，下肢无水肿，颈抵抗（-），四肢肌力、肌张力正常，病理征未引出。入院完善肥达－外斐反应、血培养、流行性出血热抗体、嗜肝病毒标志物、涂片找疟原虫均为阴性，临床考虑疑似病例，可进一步完善新型布尼亚病毒核酸及抗体检测明确。

【鉴别诊断】

（1）伤寒：该病可有畏寒、高热，白细胞、血小板减少，但典型体征为玫瑰疹，且经粪－口传播，血培养及肥达－外斐反应可进一步鉴别，该患者血培养阴性、肥达－外斐反应阴性，目前不考虑此诊断。

（2）疟疾：可有稽留热、弛张热、间歇热等多种热型，可出现血小板减少、肝功能异常。涂片找到疟原虫可进一步鉴别。

（3）肾综合征出血热：由流行性出血热病毒（汉坦病毒）引起，潜伏期一般为 2～3 周。典型临床经过分为五期：发热期、低血压休克期、少尿期、多尿期及恢复期。疾病过程中可出现发热、血小板减少，常出现三红、三痛、肾功能损伤，出血热抗体 IgM 阳性，目前不考虑此诊断。

【治疗】

入院后嘱患者多饮水，密切监测生命体征及尿量，完善血常规、尿常规、肝功能生化、凝血常规、C-反应蛋白、血沉、降钙素原、肥达－外斐反应、血培养、流行性出血热抗体、心电图、胸片、腹部彩超、腰椎穿刺术等检查，给予保肝、降酶、维持水电解质、酸碱平衡对症支持治疗。经住院治疗，患者体温正常，肝功能好转，血小板恢复正常出院。

病例分析

发热伴血小板减少综合征急性起病，主要临床表现为发热，体温多在 38 ℃以上，重者持续高热，可达 40 ℃以上，部分病例热程可长达 10 天以上，伴乏力、明显纳差、恶心、呕吐等。部分病例有头痛、肌肉酸痛、腹泻等。查体常有颈部及腹股沟等浅表淋巴结肿大伴压痛、上腹部压痛及相对缓脉，少数病例病情危重，若出现意识障碍、皮肤淤斑、消化道出血、肺出血等，可因休克、呼吸衰竭、弥漫性血管内凝血（disseminated intravascular coagulation，DIC）等多脏器功能衰竭死亡。

发热伴血小板减少综合征的诊断标准：依据流行病学史（流行季节在丘陵、林区、山地等环境下工作、生活或旅游史或发病前 2 周内被蜱虫叮咬史）、典型临床表现、血常规特点多可诊断，不典型者需依据新型布尼亚病毒核酸检测阳性诊断。

该病例根据流行病学史、临床表现及实验室检查，考虑为发热伴血小板减少综合征疑似病例，缺乏新型布尼亚病症的病原学检测。完善新型布尼亚病毒核酸检测、IgG 抗体或病毒分离，可进一步临床确诊该疾病。

病例点评

自 2007 年开始，我国河南、湖北、江苏、浙江、安徽等地陆续报道多例不明原因以发热、肝肾功能损伤、血小板减少、出血、白细胞减少为表现的聚集性病例，部分病例发病前有明确的蜱虫叮咬史。直至 2010 年 3 月，中国 CDC 分离出引起该病的病毒，简称"新型布尼亚病毒"，并将这一新病毒所致疾病命名为发热伴血小板减少综合征。

该病主要临床表现为发热、血小板减少，伴皮肤出血，重者伴内脏出血、多脏器功能衰竭。早期诊断，给予相应治疗，患者预后良好。一旦出现脏器功能衰竭，应积极给予相应脏器保护治疗及综合救治。

参考文献

1. YU X J，LIANG M F，ZHANG S Y，et al. Fever with thrombocytopenia associated with a novel bunya virus in China[J].N Engl J Med，2011，364（16）：1523-1532.
2. 李德新 . 发热伴血小板减少综合征布尼亚病毒概述 [J]. 中华实验和临床病毒学杂志，2011，25（2）：81-84.
3. 中华人民共和国卫生部 . 发热伴血小板减少综合征防治指南（2010 版）[J]. 中华临床感染病杂志，2011，4（4）：193-194.

（刘晓慧）

病例 29　恙虫病

病历摘要

【基本信息】

患者，女，46 岁，主因"发热 7 天，皮疹、血尿 5 天"于 2017 年 4 月 17 日 15：30 门诊以"发热原因待查"收入院。既往有糖尿病、乙肝肝硬化及抑郁症病史，否认药敏史。患者于 7 天前出现发热（9 天前曾在旧房草地被虫叮咬），体温最高达 39.0 ℃，伴头痛，自服退热药物后体温可短暂下降，3 ～ 4 小时后体温再次升高。随后就诊于某区医院，行胸片检查未见异常，血常规检查示白细胞 3.16×10^9/L，血红蛋白 150 g/L，血小板 104×10^9/L，给予柴胡清热颗粒等药物治疗后，未见明显好转。5 天前患者无明显诱因出现血尿，就诊于某区医院，尿常规检查示潜血（+++），尿蛋白（++），尿白细胞、尿上皮细胞及管型升高，考虑"泌尿系感染"，给予依替米星抗感染治疗。同日晚间，患者发现双上肢出现皮疹，为斑丘疹，皮疹高于皮肤表面，压之不褪色，后全身出现上述皮疹，双下肢为主，就诊于解放军某医院，行血常规检查示 WBC 2.19×10^9/L，HGB 128 g/L，PLT 63×10^9/L，CRP 39 mg/L，患者未进一步治疗。此后患者病情无好转，就诊于我院，化验血沉示 26 mm/h，肝功能检查提示，ALT 46.4 U/L，AST 67.7 U/L，r-GT 47.1 U/L，ALB 14.2 g/L。患者为求进一步诊治就诊我院，门诊以"发热原因待查"收入院。

【体格检查】

体温 36.8 ℃，脉搏 82 次 / 分，血压 130/80 mmHg，呼吸 20 次 / 分，神志清，精神可，颜面潮红，全身散在皮疹，双下肢为著，皮疹高于皮肤表面，压之不褪色，左肩部可见皮肤破损结痂呈焦痂样改变，皮肤、巩膜无黄染，双肺呼吸音清，未及明显干、湿性啰音。心律齐，探及明显病理性杂音。腹软，全腹无压痛、反跳痛及肌紧张，肝肋下未触及，移动性浊音阴性。

【辅助检查】

血常规：WBC $2.68×10^9$/L、HGB 126 g/L、PLT $64×10^9$/L、N% 41.3%。肝功能生化：ALT 60.8 U/L，AST 91.8 U/L，TBIL 9.7 μmol/L，ALB 47.2 g/L，Cr 45.5 μmol/L，BUN 2.52 mmol/L。凝血：PT 10.8 s，INR 0.96，PTA 106%；PCT 0.06 ng/dL；ESR、CRP 正常；出血热 IgM 抗体、出血热 IgG 抗体均为阴性；麻疹抗体 IgM、风疹抗体 IgM 均为阴性；登革热病毒核酸检测阴性；肥达 - 外斐反应 H 阴性、O 阴性、A 阴性、B 阴性、OX_{19} 1：40。乙肝五项：乙肝表面抗原、乙肝 e 抗体、乙肝核心抗体阳性；EBV、CMV 等病毒指标均为阴性；自身免疫系列均为阴性；免疫球蛋白正常；呼吸道相关病原体抗体均为阴性；血培养阴性；涂片找疟原虫未见。

其他：心电图、胸片正常。腹部超声示肝硬化、脾大。

【诊断】

发热原因待查；恙虫病可能性大；肝炎肝硬化，失代偿期，乙型；脾功能亢进；2型糖尿病；抑郁症。

诊断依据：患者为中年女性，急性起病。发病前有被虫叮咬史，主要表现为发热、皮疹、血尿，伴有焦痂样皮损。查体：颜面潮红，全身散在皮疹，双下肢为著，皮疹高于皮肤表面，压之不褪色，左肩部可见皮肤破损结痂呈焦痂样改变。综上，考虑恙虫病可能。结合既往病史，诊断成立。

【鉴别诊断】

（1）伤寒：该病可有畏寒、高热，但典型体征为玫瑰疹，且经粪－口传播，血培养及肥达－外斐反应可进一步鉴别，目前不考虑此诊断。

（2）钩端螺旋体病：多见于从事农业劳动者，可有畏寒、高热等中毒症状。可行病原学检查等进一步鉴别。

（3）疟疾：可有稽留热、弛张热、间歇热等多种热型，涂片找到疟原虫可进一步鉴别。

【治疗】

入院后多饮水，密切监测生命体征，完善血常规、尿常规、肝功能生化、凝血常规、C-反应蛋白、血沉、降钙素原、肥达－外斐反应、麻疹风疹抗体、血培养、流行性出血热抗体、心电图、胸片、腹部彩超等检查。根据患者病史、查体及辅助检查，考虑恙虫病可能性大，加用多西环素抗感染，并给予保肝对症支持治疗。患者次日体温正常，皮疹逐渐好转后出院。

📋 病例分析

恙虫病的病原体为恙虫立克次体，又称东方立克次体或恙虫病东方体，鼠为其主要传染源。恙虫病的流行有明显的季节性和地区性。我国不同地区按发病时间可分为夏季型、秋季型和冬季型。恙螨是恙虫病的传播媒介，通过叮咬传播恙虫病，目前尚无人传人报道。

恙虫病的临床表现主要有发热、焦痂、溃疡、皮疹和淋巴结肿大。①几乎所有患者就诊前均有发热的症状，部分伴有畏寒、寒战、头痛、全身酸痛、食欲缺乏等症状，一般为中高热（38.1～40 ℃），热程为1～3周不等，多为稽留热和弛张热，少数患者会出现不规则热。②焦痂和溃疡是恙虫病最具特异性的体征，恙螨叮咬机体后，机体出现粉红色丘疹继而形成水疱，水疱破裂，皮肤坏死，形成褐色或黑色焦痂。焦痂脱落后形成溃疡。绝大多数患者在腋窝、腹股沟、会阴等潮湿部分出现焦痂或溃疡，但也有少数病例无典型焦痂或溃疡，或部位比较隐蔽，如头皮等。③恙螨叮咬后，一般会出现暗红色充血性斑丘疹或斑点疹，常散在性分布，全身多部位可见，以胸、背和腹部较多，向四肢发展，面部较少，压之褪色，无瘙痒，但皮疹消退后往往会留有色素沉着。皮疹也是多数患者就诊的原因之一。④淋巴结肿大也是恙虫病较为常见的症状之一，特别是腋下、腹股沟、颈部、耳后、腋窝等部位出现焦痂或溃疡附近的淋巴结多数肿大，肿大淋巴结直到恢复期才恢复正常。除

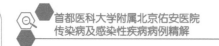

上述临床表现外，恙虫病东方体及其所释放的毒素可以损伤全身脏器，导致并发症。并发症中以肝损伤最为常见，其次是肺损伤，严重感染可同时导致多器官损伤。

恙虫病的诊断标准：①夏、秋季在自然疫源区有野外草地活动史；②高热；③特异性焦痂、溃疡、局部淋巴结增大、皮疹、肝大、脾大；④变形杆菌 OXk 凝集试验（外斐反应）阳性效价 ≥ 1 ： 160，或早、晚期双份血清效价增加 4 倍以上；⑤临床高度怀疑本病但未能确诊，通过四环素或氯霉素诊断性治疗，体温于 24~48 小时内恢复正常。具备以上三项者即可做出诊断。

该病例患者为中年女性，发病前有被虫叮咬史，病程中有发热，特异性焦痂样皮损，临床上给予多西环素治疗后，体温于 24~48 小时内恢复正常。根据流行病学史、临床表现、实验室检查及诊断性治疗，患者符合恙虫病诊断标准，恙虫病诊断明确。

📋 病例点评

恙虫病（tsutsugamushi disease）又称丛林斑疹伤寒（scrub typhus），是由恙虫病东方体（Orientia tsutsugamushi）引起的一种自然疫源性疾病，鼠类为主要传染源，通过恙螨幼虫叮咬传给人。患者多有野外作业史，潜伏期 5 ～ 20 天。临床表现以叮咬部位焦痂或溃疡，发热、皮疹、淋巴结肿大、肝脾大及外周白细胞减少为特征。严重者可出现多器官损伤及脏器衰竭，临床表现复杂，易造成误诊、漏诊。故在疫区，有草地停留野外劳动、接触丛林杂草史，临床出现发热、皮疹、淋巴结肿大，尤其是皮肤焦痂或溃疡表现者，要高度考虑恙虫病可能，进一步实验室检查确诊。

参考文献

1. 陶开华，吴光华，郭恒彬．我军恙虫病流行病学研究回顾与展望 [J]．解放军预防医学杂志，2003，21（3）：157-160.

2. 冯婶，何纬，杜宇，等．广州恙虫病临床特点的演变与误诊分析 [J]．中国热带医学，2008，8（8）：1331.

3. 武常峰，韦全剑．89 例恙虫病临床治疗体会 [J]．安徽医学，2009，30（4）：459.

4. 范秋兰，陈焕松，李晓珍．17 例无特异性焦痂恙虫病误诊分析 [J]．浙江预防医学，2014，26（6）：586.

5. 濮永传．20 例儿童无焦痂恙虫病的诊治体会 [J]．吉林医学，2014，35（27）：6079.

6. 张自优．61 例恙虫病患者临床及血液学特征分析 [D]．大理学院，2014.

7. 杨绍基．恙虫病的诊断与治疗 [J]．新医学，2008，39（1）：40，68.

8. 汪茂荣．恙虫病的流行病学与诊治进展 [J]．东南国防医药，2009，（6）：526.

（刘晓慧）

病例 30　肝包虫病

病历摘要

【基本信息】

患者，男，48 岁，牧民，主因"肝占位性病变 1 年余"入院。1 年余前患者体检行腹部超声检查提示：肝左叶占位，约 20 mm × 30 mm，无肝区疼痛，腹胀、恶心、呕吐，无发热，无皮肤、巩膜黄染，无乏力、消瘦，未进一步诊疗。近 1 年患者精神可，食欲、夜眠正常，体重无明显变化。为进一步诊治来院。

既往体健，患者为牧民，有牛羊接触史。否认吸烟、饮酒史，否认病毒性肝炎家族史。

【体格检查】

体温 36.8 ℃，心率 76 次 / 分，呼吸 17 次 / 分，血压 104/60 mmHg，心肺查体未见明显异常。腹部平软，肝脾肋下未触及，无明显叩痛。

【辅助检查】

血常规：WBC $5.31×10^9$/L，N% 64.08%，HGB 158 g/L，PLT $254×10^9$/L。肝肾功能：ALT 14.2 U/L，AST 17.3 U/L，TBIL 9.9 μmol/L，DBIL 3.6 μmol/L，GGT 13 U/L，ChE 7110 U/L，Cr 84.3 μmol/L，甲胎蛋白正常，肿瘤标志物 CEA、CA-199

笔记

正常。

凝血功能：PT 11 s，PTA 103%。

腹部超声：提示肝左叶可见 37 mm×23 mm 不均质低回声团，其内可见多个点状强回声，边界欠清，肝右叶可见 2 mm 强回声。

腹部 CT：肝表面光整，各叶比例无明显失调，平扫肝左叶见直径约 23 mm 类圆形低密度、边界清晰、密度不均匀病变，CT 值约 44 HU，边缘见弧形钙化，增强扫描肝左叶病变无明显强化。

【诊断】

肝包虫病（囊型）。

诊断依据：患者为中年男性，牧民，发现肝左叶直径约 3 cm 占位 1 年，病变进展较缓慢，无全身不适症状。B 超提示肝左叶不均质低回声，内可见点状强回声。CT 提示病变边界清晰，边缘可见弧形钙化，增强扫描未见强化。综上考虑肝囊型包虫病。

【鉴别诊断】

（1）先天性肝囊肿：与单囊型包虫病相鉴别，无流行病学史，囊壁薄，无钙化表现，囊液均匀，免疫学检查呈阴性反应。

（2）细菌性肝脓肿：需要与合并感染的肝囊型包虫病鉴别，包虫病合并感染多因包虫囊与胆道相通，全身中毒症状轻。细菌性肝脓肿多无流行病学史，全身中毒症状重，同时伴有炎症指标升高。

（3）肝血管瘤：无流行病学史，无全身症状，增强 CT 检查可见造影剂"快进慢出"表现。

【治疗】

（1）阿苯达唑片 3 片，每 12 小时 1 次。

（2）肝左外叶完整切除术。

患者术后应用阿苯达唑片 3 个月，随访未见复发。

病例分析

肝包虫病又称肝棘球蚴病，是一种严重危害人类健康和畜牧业发展的人畜共患寄生虫病，在我国分布范围涉及 23 个省市自治区，其中以新疆、青海、西藏、甘肃、宁夏、内蒙古和四川西部流行最为严重。

肝包虫病主要包括两种类型：由细粒棘球绦虫虫卵感染引起的囊型包虫病；由多房棘球绦虫虫卵引起的泡型包虫病。前一种较常见。

囊型包虫病形态上分内囊和外囊，外囊是一层纤维包膜，内囊为包虫本体，囊内容物包含囊液、育囊、原头节、生发囊和子囊。2001 年世界卫生组织包虫病专家组将囊型包虫病分为 6 型：CL 囊型（囊液回声均匀）；CE1 单囊型（影像学可见"双壁征"囊液回声增强）；CE2 多子囊型（存在"囊中囊"的影像学表现）；CE3 内囊塌陷型（肝包虫破裂，囊液进入内外囊壁间，继之囊壁塌瘪）；CE4 实变型（包虫死亡退化，囊液吸收，囊壁皱缩）；CE5 钙化型（病史较长，包虫死亡，钙化）。

包虫病起病隐匿，临床表现无特异性，诊断主要依靠影像学检查。超声检查简单、快捷、无创、费用低，是诊断的首选检查方法。超声典型表现为肝内圆形无回声区，其内可见浮动的小光点，称为"囊沙征"，囊壁光滑，可见双侧结构，称为"双壁征"，外壁增厚时可达 1 ～ 2 cm，并出现钙化，称"弧形钙化"，内囊壁塌陷时可表现为"水上浮莲征"，多子囊表现为"蜂窝征"。CT 和 MRI 检查能更立体全面地显示病灶与血管和胆管的关系，为手术治疗提供更精确的影像学依据。肝包虫病的免疫性检测方法目前常用的包括酶联免疫吸附试验、间接血凝法、点免疫胶体金渗滤法，适用于流行病学筛查和不具备影像检查方法的基层医院诊断包虫病用。

肝囊型包虫病以手术治疗为主，药物治疗为辅。手术尽量切除完整包虫囊，对位于紧邻肝门、胆管等重要解剖位置的包囊要做到内囊剥除，外囊次全切，术后残余囊腔与复发密切相关。选择腹腔镜包虫囊摘除术要严格把握适应证。包虫囊液穿刺引流术有囊液外溢诱发过敏反应的风险，且原位复发率在40%。对于打开外囊、剥离内囊的手术要做好预防囊液外溢、原头节播散的措施，术中预防应用 100 mg 氢化可的松，并做好预防过敏性休克的措施。药物治疗：阿苯达唑片是目前国内外学者认为最有效的抗包虫病的药物，剂量为 10 ～ 15 mg/（kg•d），分 2 次服用，术前口服 3 ～ 7 天，根治性手术术后或囊肿为实变型、钙化型可不应用，其余情况需继续治疗 3 ～ 12个月，定期随访 2 年以上。

肝泡型包虫病囊泡直径在 0.1 ～ 1 cm，若干囊泡聚集而成，大体呈单个巨块型，与周围组织分界不清，以出芽或浸润方式增生，还能经淋巴系统和血液系统转移至腹腔和脑、肺的组织器官，有"虫癌"之称。超声是诊断肝泡型包虫病首选方法，病变呈中强回声，内部回声不均，有点状、粒状及小环状钙化，后方伴声影；CT增强检查为不均质实性包块，病灶可见小囊泡及钙化，中心液化坏死形成"地图样"表现，增强扫描周围正常肝组织明显强化，上述特点更加突出，邻近病灶的肝实质边缘收缩凹陷。免疫学检查亦可协助肝包虫病的诊断，部分纯化自然抗原EM2和自然加人工合成抗原EM2+对泡型包虫病有较好的灵敏性和特异性。根治性肝切除是治疗肝泡型包虫病的首选方法，术前可应用阿苯达唑片控制感染，也可选介入栓塞治疗缩小病灶。有肝外转移病灶的泡型包虫病患者预后均较差，尤其是脑转移患者。

📋 病例点评

棘球蚴病（echinococcosis）是棘球绦虫的蚴虫感染人体所致的寄生虫病，也称包虫病（hydatidosis），主要分布于全球广大牧区。犬是其终末宿主，羊、牛、骆驼是其主要的中间宿主。我国主要流行囊性棘球蚴病和泡型棘球蚴病。不同部位棘球蚴病临床表现不同，肝囊性棘球蚴病占人体各部位包虫病的75%，可有肝区不适、隐痛，肝大，可压迫胆管、血管致胆管梗阻、门脉高压等。B超常作为包虫病的筛查方法。

本例患者长期生活在牧区，腹部超声提示：肝左叶20 mm×30 mm囊性占位，患者无明显不适症状，手术病理明确肝囊性棘球蚴病。

治疗以外科手术为主，辅助长疗程杀虫药物治疗。

参考文献

1. 中国医师协会外科医师分会包虫病外科专业委员会 . 肝两型包虫病诊断与治疗专家共识（2015 版）[J]. 中华消化外科杂志，2015（4）：253-264.

2. 温 浩，徐明谦 . 实用包虫病学 [M]. 北京：科学出版社，2007.

（马春华）

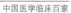
病例 31　脑囊虫病

病历摘要

【基本信息】

患者，男，35 岁，主因"头晕、头痛伴视物模糊 2 月余"于我院就诊。患者于 2 月余前无明显诱因出现头晕、间断头痛，以枕部为重，伴呕吐数次，为喷射性，呕吐物为胃内容物。2 个月前患者出现右眼视物不清，双下肢无力，无发热，无抽搐，无眩晕、晕厥发生，无尿便失禁。1 月余前于北京某医院就诊，行头颅 MRI 提示第四脑室、环池及脚间池占位，脑囊虫病可能，幕上脑室扩大；血囊虫抗体阳性；胫腓骨片示左侧小腿软组织投影区少许稍高密度影。1 个月前（2 月 6 日）行经右额开内镜下三脑室底部造瘘术加脑囊虫切除术加软镜下第四脑室探查术。术中切除组织病理结果示脑囊虫。术后未诉不适。术后 4 天（2 月 10 日）复查 MRI 提示环池及小脑上蚓池出现轻度条状强化影，第四脑室、四叠体池术后改变，幕上脑室轻度扩大。给予奥卡西平 1 片，每日 2 次，口服。现有右眼视物不清，为行进一步诊治就诊于我院。

既往史：有食用半熟肉类史；30 年前患乙型脑炎，已痊愈；10 年前患肺结核，已痊愈。5 年前曾因头晕行 CT 检查诊断"先天性蛛网膜下隙囊肿"，否认药物过敏史。

笔记

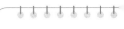

【体格检查】

神清，精神可，全身浅表淋巴结未触及肿大，皮肤、皮下组织未触及肿大结节，四肢肌力肌张力正常，颈无明显抵抗，双侧病理征（−）。

【辅助检查】

血常规：WBC $8.43×10^9$/L，N% 52.1%，EO# $0.54×10^9$/L【正常值（$0.02 \sim 0.52×10^9$/L）】，HGB 135 g/L，PLT $368×10^9$/L，ALT 100 U/L，AST 35 U/L，Cr 及 EGFR 正常，尿常规、便常规阴性，肺 CT 提示左上肺陈旧结核。腹部超声及心电图检查未见异常。

【诊断】

脑囊尾蚴病，脑室型；梗阻性脑积水；左上肺陈旧性肺结核。

诊断依据：患者为青年男性，有半熟肉类食用史，有头痛、头晕、恶心、呕吐、视物模糊及下肢无力症状，查体未见明显阳性体征，化验血常规白细胞正常，嗜酸性粒细胞绝对值轻度升高，血液囊虫抗体阳性，头颅 MRI 提示第四脑室、环池及脚间池占位，幕上脑室扩大，手术切除占位病理提示脑囊虫，术后未行驱虫药物治疗，复查头颅 MRI 提示环池及小脑上隐池条索影，诊断脑囊虫病明确，病变主要位于脑室部位，考虑脑室型。

【鉴别诊断】

（1）蛛网膜囊肿：生长于脑室内较罕见，囊壁较薄，CT

及 MRI 不易显示囊壁，囊肿内容物呈脑脊液密度或信号。

（2）脑室内皮样囊肿：囊型畸胎瘤，属于先天性错构瘤，囊壁较厚，囊腔内可见皮质上皮碎屑、毛发和较黏稠液体，可发生钙化，常引起梗阻性脑积水。

（3）结核性脑膜炎：头颅增强扫描可见脑底池强化，酷似脑池造影，脑脊液压力升高，脑脊液细胞数、蛋白数升高，糖降低，氯降低。

【治疗】

给予阿苯达唑 0.6 g，每日 3 次；甘露醇 125 mL，每 8 小时 1 次；甲泼尼龙 40 mg，每日 1 次。治疗后 2 天，患者诉输完甘露醇后出现头晕、视物模糊加重、呕吐，并出现发热，体温最高 38.6 ℃，查体听诊双肺呼吸音粗，血常规提示白细胞及中性粒细胞计数明显升高，考虑患者应用阿苯达唑 3 天，出现上诉症状有可能与虫体死亡释放异体蛋白有关，停用阿苯达唑片，加用甲泼尼龙 40 mg 抑制炎症反应，同时继续给予甘露醇降低颅内压力治疗。激素治疗 3 天症状好转，未再出现发热，继续给予甲泼尼龙 40 mg 对症治疗，同时继续阿苯达唑片治疗。

病例分析

脑囊尾蚴病是由人经粪 - 口途径摄入猪带绦虫的虫卵引起的，也有报道猪带绦虫患者肠道内虫体孕节反流进入胃，经胃液、十二指肠液消化作用，六钩蚴自胚膜孵出进入肠黏膜经血液进入组织器官。脑囊尾蚴病占囊尾蚴病的 60% ～ 90%，其余累及部位包括眼内、皮下组织、肌肉等。脑囊尾蚴症状最为严重。

脑囊尾蚴病根据寄生部位不同分为皮质型（表现为颅压升高、神经系统定位体征，如癫痫、精神障碍）、脑室型（引起颅内压升高，悬于脑室壁的囊尾蚴可阻塞脑室孔，急转头时发生突发眩晕、呕吐、循环呼吸障碍，或发生小脑扁桃体疝，称为"活瓣综合征"）、蛛网膜下隙型及颅底型（有发热、头痛、呕吐、颅压升高表现）、混合型（上诉情况同时存在），皮质型及脑室型症状最重。根据脑实质受累分期分为泡状期（包囊完整，宿主免疫反应轻微，包囊中只有液体）、胶状期（包囊破溃，液体变为蛋白性，深入周围组织，宿主免疫反应强烈）、结节肉芽肿期（包囊进一步变性，水肿有所减轻，结节中央头节钙化表现为"牛眼征"）、钙化期（包囊钙化）。

脑囊尾蚴病的治疗包括病原治疗、对症治疗及手术治疗。目前吡喹酮及阿苯达唑片是治疗囊尾蚴的主要药物，适用于活动期和部分退化死亡期的囊尾蚴，吡喹酮治疗脑囊虫病剂量为 200 mg/（kg·d），分 3 次口服，10 天为一疗程，其杀虫作用强烈而迅速，但不良反应大；阿苯达唑片疗效缓和，疗程长，脑囊虫病剂量为 15～20 mg/（kg·d），分 2 次口服，10 天为一疗程。脑囊虫病患者在治疗前均应充分评估虫体数量，皮下囊虫病患者也应完善头颅 CT 或 MRI 检查充分评估。因在治疗过程中随着虫体的裂解，大量异体蛋白释放，可引起强烈的变态反应，引起病变部位炎症及水肿，严重可导致脑疝危及生命，这种情况在吡喹酮治疗过程中更加严重。因此，在治疗

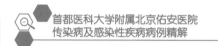

过程中对于高颅压患者应给予甘露醇脱水降颅压，地塞米松 5 ～ 10 mg，连续 3 天治疗，发生过敏反应可用 0.1% 肾上腺素 1 mg 皮下注射抗休克，氢化可的松 200 ～ 300 mg 静脉滴注。

病例点评

猪囊虫病是由猪囊尾蚴（猪囊虫）寄生于猪的肌肉中所引起的一种寄生虫病。人们俗称患囊虫病猪的肉为米猪肉，当人食用了未经煮熟的含有猪囊尾蚴的猪肉时而感染。

猪囊虫病呈全球性分布，主要流行于亚洲、非洲、拉丁美洲的一些经济欠发达的国家和地区。我国主要发生于东北、华北和西北地区及云南、广西与西藏的部分地区，东北地区感染率仍较高。由于国家加强了针对肉食品的安全检查以及人民生活条件大为改善，本病的发生率已呈逐步下降的趋势。

猪囊虫病的发生与流行和人的粪便管理及猪的饲养方式密切相关，本病一般发生于经济不发达的地区，这些地区往往是人无厕所猪无圈，甚至还有连茅圈（厕所与猪圈相连）的现象，猪接触人粪的机会增多，造成本病流行。

本病可发生于任何年龄，常以中青年多见，儿童少见。

包囊可出现在皮下组织、肌肉、脑、眼和其他器官，引起不同的临床表现。常侵犯脑或脊髓等引起脑炎，患者经常出现头痛、头晕、恶心、呕吐等症状，有些患者还会有幻觉、耳鸣、抽搐及听力减退、癫痫发作；侵犯眼睛可出现视力异常；囊虫寄生于皮下组织中可表现为黄豆至核桃大无痛性皮下结节，活动度好，可有压痛、溃疡、结节钙化，多见于躯干、四肢，一般无自觉症状。幼虫死亡即可引起明显组织反应，出现肌痛、发热和嗜酸性粒细胞增多。

人们在患有囊虫病的时候，通常都会出现明显的症状。如有上述情况，应及时到医院进行检查并治疗。

参考文献

1. 赵 钢. 中枢神经系统感染临床诊断的现状和研究思路 [J]. 中国神经免疫学和神经病学杂志，2011，（6）：381-382.

2. 廉 辰，刘 晨. 脑囊虫病的分型分期研究 [J]. 脑与神经疾病杂志，2004，12（4）：285-286.

3. DEV N，ABBAS S Z，Disseminated Cysticercosis[J]. N Engl J Med，2019，380（13）：1267.

4. JAWALE R，DUBERKAR D. Disseminated cysticercosis[J]. Neurology，2015，84（3）：327.

（马春华）

病例 32　肠阿米巴病

病历摘要

【基本信息】

患者，男，1岁2个月，主因"间断腹泻3个月"于2017年10月入我院就诊。3个月前不洁饮食后出现腹泻，为果酱样大便，4～5次/日，就诊于当地医院（具体化验不详），拟诊"腹泻待查"，间断给予头孢地尼、拉氧头孢抗感染治疗1个月，并口服益生菌，口服补液盐治疗，腹泻逐渐减轻。9天前再次出现果酱样大便，约4次/日，社区医院化验便白细胞2/HP，红细胞8/HP，WBC 13.06×10^9/L，N% 71.5%，CRP 7 mg/L，予以口服头孢地尼，症状无明显缓解，1周前患者出现发热，体温最高39 ℃，不伴畏寒、寒战、腹痛等，为进一步诊治收入院。既往体健，足月顺产，混合喂养，生长发育正常。否认食物、药物过敏史。

流行病学史：3个月前不洁饮食史。

【体格检查】

心率150次/分，呼吸30次/分，血压89/52 mmHg，SPO_2 100%，神志清，精神可，咽不红，扁桃体无红肿、溢脓，双肺呼吸音稍粗，未闻及明显干、湿性啰音；心律齐，心音可；腹软，无明显压痛、反跳痛，肝脾肋下未触及，肠鸣音5次/分，双下肢不肿，颈抵抗（－），肌力及肌张力正常。

【辅助检查】

血常规：WBC 12.34×10^9/L，N% 43%，L% 49%，Hb 104 g/L，PLT 517×10^9/L；

生化：ALT 14.4 U/L，AST 27.5 U/L，ALB 34 g/L，钾 4.06 mmol/L，钠 137.7 mmol/L，氯 101 mmol/L。

便常规：白细胞 20/HP，红细胞 12/HP，见溶组织阿米巴滋养体、大便未见虫卵。

大便悬滴动力及制动试验：阴性。

轮状病毒检测：阴性。

便球杆比：少量革兰阴性杆菌，大量革兰阳性球菌。

便培养：阴性。

肠道超声：横结肠至结肠肠壁炎性水肿。

【诊断】

肠阿米巴病。

诊断依据：患者为幼儿男性，慢性腹泻，病史 3 个月，临床表现为黏液血便，曾予以抗生素间断治疗 1 个月好转，后再次出现黏液血便，每日 4～5 次。血常规示白细胞 13.06×10^9/L，中性粒细胞百分比 71.5%，C-反应蛋白 7 mg/L 便白细胞 20/HP，红细胞 12/HP。肠道超声提示：横结至直肠壁性水肿，大便提示未见虫卵，偶见溶组织阿米巴滋养体，考虑肠道阿米巴病明确。

【鉴别诊断】

（1）细菌性痢疾：临床均有发热、腹泻、腹痛，菌痢里急后重明显，大便粪质少，常为黏液脓血便，左下腹压痛，血

167

常规明显升高，大便可见大量红白细胞，便培养有痢疾杆菌生长。

（2）细菌性食物中毒：有不洁饮食史，进食后发病，潜伏时间多在数小时内，恶心、呕吐、腹痛、腹泻，伴或不伴发热，可有腹痛，便培养可有或无致病菌生长。

（3）溃疡性结肠炎：排黏液脓血便，病原菌检查阴性，抗感染治疗无效，需行肠镜及肠黏膜病理检查明确，可伴有关节疼痛等表现，ANCA 可呈阳性。

【治疗】

给予甲硝唑 0.125 g 静脉滴注，每 12 小时 1 次，抗感染治疗 1 周。复查便常规第 2 天腹泻次数较前减少，第 3 天便常规红白细胞消失。患者腹泻消失。

病例分析

肠阿米巴病是由溶组织内阿米巴原虫寄生于结肠引起的疾病，患者常有不洁饮食史。肠阿米巴病病变主要侵及近端结肠和盲肠。溶组织内阿米巴有滋养体及包囊两种形态，滋养体为其致病性态，包囊为其感染形态。滋养体亦可以落入肠腔变成包囊，排出体外，因此感染者、恢复期患者及无症状包囊携带者均可通过粪便排出包囊，成为主要传染源。肠阿米巴病主要通过粪－口途径传染，阿米巴包囊污染食物和水，人摄入后就会发生感染。人群对溶组织内阿米巴原虫是普遍易感的。溶组织内阿米巴包囊未被胃酸杀死，进入小肠下段可释放出滋养体，寄生于结肠肠腔，并可以侵入肠壁组织，形成溃疡性病灶。90% 感染溶组织阿米巴原虫的患者并无临床症状，仅在大便中发现包囊。急性感染患者可出现腹泻，特征为黏液脓血便、果酱样大便，有恶臭、腹痛、里急后重、发热，甚至恶心、呕吐、高热，部分患者可出现肠出血、肠穿孔、阑尾炎、直肠瘘等情况。感染控制不及时的患者，腹泻持续 2 个月以上，成为慢性阿米巴痢疾。溶组织阿米巴原虫也可以穿过肠壁通过门脉到达肝脏，引起肠外溶组织阿米巴感染。肠阿米巴病的诊断依据主要不洁饮食史，临床表现腹痛、腹泻、排果酱样大便，腥臭味明显；大便中找到阿米巴滋养体或包囊，或检出溶组织阿米巴滋养体抗原，血中检出溶组织阿米巴滋养体抗体；结肠镜检查可见大小不等的潜行溃疡，溃疡间黏膜正常，自溃疡面刮取标本镜检可发现病原。对肠阿米巴病的治疗，临床常选用硝基咪唑类（甲硝唑、替硝唑、奥硝唑菌对溶组织阿米巴有效），二氯尼特是目前最有效的杀包囊药物，同时通过抑制肠道共生菌，如加用喹诺酮等也可影响溶组织内阿米巴原虫生长。

📋 病例点评

肠阿米巴病是溶组织内阿米巴原虫寄生于人体结肠引起的急慢性肠炎。多发生于免疫低下或长期腹泻、营养不良的婴幼儿。可因食入的包囊数量、致病力及机体抵抗力强弱不同，而出现不同的临床表现。一般中毒症状较轻，发热 38 ℃左右，腹痛，腹泻，一天数次到 10 余次，大便呈血性黏液样或暗红

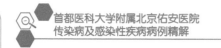

色或果酱样，腥臭明显。

　　本患者流行病学史明确，临床表现典型，且粪便中找到阿米巴滋养体，可以确诊。该病易被误诊为一般肠炎而给予抗生素治疗，致使患者腹泻长期得不到确诊和正确治疗，导致营养不良。

　　总之，对于长期不明原因腹泻患者，应考虑肠阿米巴病，大便找到阿米巴滋养体可确诊。

参考文献

1. 陈灏珠，林果为，王吉耀. 实用内科学 [M].14 版 . 北京：人民卫生出版社，2013.

2. RALSTON K S, PETRI W A. Tissue destruction and invasion by Entamoeba histolytica[J]. Trends Parasitol，2011，27（6）：254-263.

3. BURGESS S L, BUONOMO E, CAREY M, et al. Bone marrow dendritic cells from mice with an altered microbiota provide interleukin 17A-dependent protection against Entamoeba histolytica colitis[J]. MBio，2014，5（6）：e01817.

（马春华）

病例 33　炭疽

病历摘要

【基本信息】

患者，男，53 岁，因右手指疱疹 4 天，双手臂肿胀 3 天，加重 1 天入院。

患者于 4 天前无明显诱因出现右手无名指疱疹，周围皮肤红肿，无明显疼痛和瘙痒，3 天前出现发热（未测体温），右手臂肿胀，继之左前臂逐渐开始肿胀，出现疱疹、疼痛。今日右手臂出现疱疹。发病过程中无咳嗽、咳痰、咯血，无憋气、胸痛等。当地医院拟诊皮肤炭疽，给予头孢类抗生素治疗，症状无缓解，于 2018 年 8 月 21 日住入当地某医院。既往体健。

流行病学史：患者于 8 天前曾宰杀死牛，食用死牛肉。

【体格检查】

体温 39.0 ℃，血压 120/90 mmHg，脉搏 96 次 / 分，呼吸 21 次 / 分，神志清，急性病容，右手无名指背侧疱疹，中间可见炭块状焦痂，大小 0.8 cm，周围皮肤略红肿，无疼痛和瘙痒，右手臂明显红肿、胀痛，可见多个疱疹，表面破溃，有明显渗出液，无结痂，右侧腋窝淋巴结肿大。左前臂末端背侧见 0.5 cm，疱疹，周围皮肤红肿，手臂肿胀，无明显疼痛。双肺未闻及啰音，各瓣膜区未闻及病理性杂音，腹平软，肝脾肋下未触及，腹水征（－），双下肢无水肿，神经系统检查（－）。

【辅助检查】

血常规：WBC 14.52×10⁹/L，N% 86.6%，L% 9.0%，HGB 166 g/L，PLT 209×10⁹/L；CRP 94.12 mg/L，PCT 5.52 ng/mL。

生化：ALT 10.1 U/L，AST 11.6 U/L，GLU 8.65 mmol/L。

凝血功能：PT 11.47 s，INRPer 126.26 s，APTT 22.98 s，TT 14 s，FIB 3.42 g/L。

胸部 CT：双肺局限纤维化，左肺多发结节，部分结节内见钙化。

【诊断】

皮肤炭疽。

诊断依据：患者有宰杀死牛，食用死牛肉史；右手无名指背侧疱疹，中间可见炭块状焦痂，周围皮肤红肿，右手臂明显红肿、胀痛，可见多个疱疹，表面破溃，有明显渗出液，无结痂，右侧腋窝淋巴结肿大。左前臂末端背侧见 0.5 cm 指背侧疱疹，疱疹周围皮肤红肿，手臂肿胀。血常规：WBC 14.52×10⁹/L，N% 86.6%，L% 9.0%，HGB 166 g/L，PLT 209×10⁹/L；CRP 94.12 mg/L，PCT 5.52 ng/mL。

【鉴别诊断】

（1）皮肤蜂窝织炎：皮肤局部剧痛，呈弥漫性红肿，境界不清，可有显著的凹陷性水肿，初为硬块，后中央变软、破溃而形成溃疡，约 2 周结瘢痕而愈，多由金黄色葡萄球菌、溶血性链球菌或腐生性细菌引起。

（2）恙虫病：流行季节到过疫区，有田野作业或在草丛中坐卧史、恙螨叮咬史。临床表现主要有发热、焦痂或溃疡、局部淋巴结肿大、皮疹、肝脾大；白细胞计数减少或正常，外斐法检测恙虫病血清标本的 OX_k 抗体阳性。

【治疗】

给予青霉素 480 万 U，静脉滴注，每 8 小时 1 次；左氧氟沙星 0.4 g，静脉滴注，每日 1 次；利福平 0.6 g，静脉滴注，每日 1 次；甲泼尼龙 80 mg，静脉滴注，每日 1 次。经上述治疗，病情仍进行性加重，右侧上肢肿胀明显，伴明显疼痛，累及右肩部。后经我院感染综合科会诊，给予青霉素 640 万 U 静脉滴注，每 6 小时 1 次；联合多西环素 0.2 g，每日 1 次。3 天后体温逐渐降低，右侧上肢疱疹逐渐干瘪、肿胀消退，5 天后疱疹逐渐变为黑色似炭块的干痂、脱皮。

病例分析

炭疽（anthrax）是由炭疽杆菌引起的动物源性传染病。主要发生于食草动物，特别是牛、马和羊。人主要通过接触病畜及其排泄物或食用病畜的肉而感染。临床上主要为皮肤炭疽，其次为肺炭疽、肠炭疽。

主要临床表现为面、颈、肩、手和脚等裸露部位皮肤出现斑疹或丘疹，第 2 日出现水疱，内含淡黄色液体，周围组织硬而肿，第 3 ～ 4 日中心区呈现出血性坏死，稍下陷，周围有成群小水疱，水肿区继续扩大。第 5 ～ 7 日水疱坏死破裂成浅小溃疡，血样分泌物结成黑色似炭块的干痂，痂下有肉芽组织形成炭疽痈。周围组织有非凹陷性水肿。继之水肿渐退，黑痂在 1 ～ 2 周内脱落，再过 1 ～ 2 周愈合成瘢痕。发病 1 ～ 2 日后

笔记

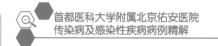

出现发热、头痛、局部淋巴结肿大及脾大等。

本例患者居住在炭疽流行区，食用病死牛肉后 4 天出现皮肤疱疹、出血、黑痂、局部肿胀明显，诊断皮肤炭疽明确。

病例点评

炭疽是由炭疽杆菌引起的自然疫源性疾病。散布于世界各地，尤其以南美洲、亚洲及非洲等地的牧区较多见，呈地方性流行。皮肤炭疽占 90% 以上。主要表现为裸露皮肤出现斑疹或丘疹，次日顶部出现水疱，疱内出血，逐渐形成黑色焦痂，周围皮肤红肿硬，水肿区坚实、疼痛不著、溃疡不化脓等为其特点。

本例患者居住在疫区，结合流行病学史和典型临床表现诊断不难。本患者病变累及皮肤面积大、病情严重，进展迅速，如不及时诊治则预后不良，当地医院给予常规抗生素治疗，未控制住病情。经我院会诊后考虑患者病变皮肤面积大、病情进展迅速，故治疗上给予超大剂量抗生素联合应用，病情得以控制，且逐渐恢复。

（马春华）

病例 34 水痘并发肺出血

病历摘要

【基本信息】

患者，男，30岁，8年前因复发性多软骨炎行气管切开手术，长期口服激素治疗。对莫西沙星过敏。主因"头面、颈背部散在皮疹5天"收入院。患者于入院1月余前无明显诱因出现咳嗽、咳痰，痰液黏稠、色白，于外院住院治疗，查肺部CT，考虑肺部感染，给予头孢他啶、复方磺胺甲噁唑（2片，每日2次）及两性霉素B（5 mg）静脉滴注抗感染，入院前10天查痰液PCP核酸检查阳性、G试验阳性。考虑卡氏肺孢子虫肺炎，调整醋酸泼尼松（40 mg，每日2次）及复方磺胺甲噁唑（4片，每日3次），并逐渐增加两性霉素B用量，入院前7天加用人免疫球蛋白，15 g/d，治疗3天，因气管套管痰液培养回报肺炎克雷伯杆菌，对头孢他啶耐药，肾功能轻度损害，停用两性霉素B、头孢他啶，改为伏立康唑、哌拉西林舒巴坦抗感染治疗，调整复方磺胺甲噁唑3片，每6小时1次，醋酸泼尼松40 mg，每日1次，抗卡氏肺孢子菌治疗，双下肢出现水肿。入院5天前出现头部皮疹，周边色红晕，中间疱状，无瘙痒，无发热，不伴畏寒、寒战，当时未重视，未给予处理，入院1天前，头面部疱疹逐步扩展至颈背部、躯干部及四肢，新发皮疹成批出现，伴部分皮疹破溃，伴有恶心、间断呕吐，以"水痘"收入院。入院后患者持续高热不退、咳嗽，初始为痰中带血，间断血性痰，量不多。

【体格检查】

血压 120/76 mmHg，心率 108 次 / 分，呼吸 22 次 / 分，体温 38.8 ℃，神清，精神差，咽红，全身皮肤及口腔、头面部、胸背部散在红色斑丘疹、疱疹，部分破溃，疹周红晕。面部部分皮疹结痂。双肺呼吸音粗，未闻及干、湿性啰音，腹软，无压痛、反跳痛。肝脾肋下未触及肿大，双下肢不肿，病理征未引出。

【辅助检查】

入院时血常规：WBC 14.9×10^9/L，PLT 94×10^9/L，Hb 125 g/L，N% 92.4%，CRP 28.4 mg/L。肝功能：ALT 1225 U/L，AST 1182 U/L，TBIL 8.7 μmol/L，DBIL 0.5 μmol/L，ALB 34 g/L，BUN 3.3 mmol/L，Cr 122.5 μmol/L。凝血功能：凝血酶原时间 12 s，凝血酶原活动度 81%，纤维蛋白原 3.4 g/L。自身抗体 ANA 1 : 100，余均阴性。胃镜：下咽、食管多发结节样隆起性质待病理回报；反流性食管炎；慢性肺萎缩性胃炎伴糜烂。腹部 CT 结果：双侧肾周少许渗出性改变；胆囊壁增厚，请结合临床排除胆囊炎。胸部 CT 检查结果：气管切开、插管术后状态；气管、双侧主支气管管壁增厚，较前无明显改变；双肺多发小结节，右肺上叶前段及中叶外侧段胸膜下结节为新发病灶；右肺散在斑片状磨玻璃样影，较前未见明显变化。心脏超声：心内结构大致正常。大血管超声：未见异常。

【诊断】

水痘；肺出血；皮肤软组织感染；感染中毒性休克；肝功能异常；急性肾功能不全；复发性多软骨炎。

诊断依据：患者为青年男性，急性起病。既往复发性多软骨炎，行气管切开手术。1月余前出现咳嗽、咳痰，入院前5天出现皮疹。查体咽红，全身皮肤及口腔、左侧头面部红肿、左眼睑红肿、胸背部散在红色斑丘疹、疱疹，部分破溃，疹周红晕。面部部分皮疹结痂，考虑水痘。患者入院后血小板低，可吸出血性痰，结合气管镜表现及肺CT提示肺出血，根据病史、体征及辅助检查结果，考虑以上诊断。

【治疗】

入院破溃皮疹处皮肤护理及消毒；继续丙种球蛋白、泼尼松龙治疗多发软骨炎；因肺部感染重，影像学不能除外肺孢子菌肺炎，给予卡泊芬净抗真菌治疗，先后予以拉氧头孢、比阿培南抗感染治疗；给予阿昔洛韦抗病毒治疗；给予保肝及改善肾功能治疗。入院第3天患者血小板低至 25×10^9/L，血红蛋白94 g/L，纤维蛋白原降至1.41 g/L。凝血时间延长，PA降低，申请血小板输入；患者可吸出血痰，呼吸费力，肺部CT提示肺出血，给予止血治疗。（储氧面罩10 L/min）血气分析：酸碱度7.431，二氧化碳分压31 mmHg，氧分压66 mmHg，乳酸4.3 mmol/L，呼吸频率35～40次/分，血压80/40 mmHg，心率150次/分，考虑感染中毒性休克，呼吸衰竭，给予建立深静脉后补液扩容及去甲肾上腺素升压治疗，给予连接呼吸机辅助呼吸，血压及呼吸恢复稳定，行气管镜检查示各级气管管腔充血、水肿，右肺中叶开口处水肿明显，各级管腔内见少许血性分泌物。胸部 CT 示双肺弥漫性病变，亦可见局限浸润，考虑为肺出血。应用呼吸机治疗 6 天后呼吸功能好转，脱离呼吸机，停用血管活性药物，无自觉不适，血小板恢复至 $88 \times 10^9/L$，痰液减少，为少量黄色痰，皮疹均结痂，嘱其出院，至综合医院就诊。

📋 病例分析

（1）成人水痘肺炎的介绍如下。

水痘肺炎是成年人感染水痘最常见、最严重的并发症，虽然成人水痘发病率较低，但估计每 400 例水痘感染中就有 1 例发生。患水痘的成人胸片出现改变的发生率为 5% ～ 50%，9% 孕妇也会出现这种情况。既往或现在的吸烟者、免疫功能受损的患者和存在慢性肺病的患者患肺炎的风险增加。肺部病变包括小血管内皮损伤，局灶性出血性坏死，肺泡壁单核浸润和肺泡巨噬细胞纤维蛋白渗出物，其中含有嗜酸性核内包涵体。

水痘性肺炎通常在皮疹发作后 1 ～ 6 天出现，并伴有呼吸急促、胸闷、咳嗽、呼吸困难、发热，偶尔伴有胸膜炎和胸腔积液。胸闷症状可能会早于皮疹出现。胸片通常提示结节状或间质性肺炎。在疾病早期很难预测发生需要机械通气的呼吸衰竭的风险。美国一项研究中，在门诊发生水痘的患者中近 16% 被发现胸部影像学异常，但其中只有 25% 患者咳嗽，只有 10% 患者出现呼吸急促，无症状性肺炎的发生可能比预期的更为普遍。皮疹的数量增加（ > 100 个斑点），即皮疹的严重程度是增加患肺炎风险的一个因素，这可能反映了病毒血症的加重。免疫功能低下的患者肺炎表现更严重。

阿昔洛韦与成功治疗水痘肺炎有关，未接受阿昔洛韦的组死亡率高 3.6 倍（OR 3.6；95% *CI* 1.63 ～ 7.95；*P*=0.001）。来自超过 1400 名孕妇的数据未显示阿昔洛韦治疗可导致胎儿异常增加。

（2）水痘肺出血原因分析。

1）弥漫性肺泡内出血综合征：弥漫性肺泡出血（diffuse alveolar hemorrhage，DAH）是指以咯血、呼吸困难、贫血和影像学呈弥漫性肺泡浸润或实变为特征的临床综合征，常合并其他系统如皮肤黏膜或者肾脏的损伤，多数患者还伴有发热，常被误诊为肺部感染、肺结核、肺癌或肺转移癌。

弥漫性肺泡出血综合征病因包括肺小血管炎、免疫性疾病、凝血障碍、原发性肺含铁血黄素沉着症，其也可以继发于创伤、感染、心血管疾病、肿瘤、药物或毒物等很多其他疾病。

弥漫性肺泡内出血综合征诊断条件：①咯血，从极少咯血到大咯血，需要严格除外已知病因的咯血，如感染、结核、新生物、支气管扩张等；②贫血，与咯血量不平行的贫血，或血色素 24 小时内下降 2 g/dL；③胸部 CT 示间质性病变或广泛肺泡弥漫性浸润影，亦可有不对称局限浸润，一般无胸腔积液和肺不张；④无明显原因气憋、呼吸困难、血氧分压下降、肺弥散功能增高、阻塞性通气障碍，甚至呼吸衰竭；⑤肺泡灌洗液检查，可见多段（至少 3 个不同支气管亚段）为血性回收液，

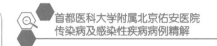
出血 48 小时以上，20% 以上肺泡灌洗液的细胞为吞噬含铁血黄素的肺巨噬细胞。本病常继发于其他基础病（尤多见于肺血管炎、结缔组织病）或有药物、毒物、放射接触史等，因此对于有关基础病应仔细分析。一定要排除其他咯血、贫血、气短、肺部阴影疾病。

2）脓毒症并发弥漫性血管内凝血：DIC 不是独立的疾病，而是一种获得性凝血功能紊乱综合征，以全身凝血系统的止血、凝血机制失衡与过度激活，纤溶系统严重紊乱，以及多个器官内微血栓形成等为特征，可发生广泛出血和多器官功能衰竭而导致死亡。

临床表现复杂多样，其主要表现是出血、休克、器官功能障碍和贫血。出血是最初及最常见的临床表现，患者可有多部位出血倾向，如皮肤淤斑、紫癜、咯血、消化道出血等，轻者仅表现为局部（如注射针头处）渗血，重者可发生多部位出血。休克是广泛的微血栓形成使回心血量明显减少，加上广泛出血造成的血容量减少等因素，使心输出量减少，加重微循环障碍，产生多种血管活性物质，造成微血管平滑肌舒张，通透性增高，回心血量减少。器官功能障碍是由于广泛的微血栓形成导致器官缺血而发生功能障碍，严重者甚至发生衰竭。贫血是由于出血和红细胞破坏引起的，可伴有微血管病性溶血性贫血，这种贫血除具备溶血性贫血的一般特征外，在外周血涂片中还可见到一些形态特异的红细胞碎片。

DIC 病因包括感染、恶性肿瘤、病理产科、外科手术和创伤、中毒和免疫损伤等，其中感染是最常见的原因。

30% ～ 50% 脓毒症患者会发生 DIC，约占 DIC 患者总数的 50%。脓毒症并发 DIC 的病死率达 28% ～ 43%。

脓毒症时（既往血小板及凝血功能疾病除外，如严重肝病、血栓性血小板减少性紫癜等），若积分 ≥ 5 分为显性 DIC；积分 < 5 分为非显性 DIC。（表 34-1）

表 34-1 ISTH DIC 积分系统

指标	0 分	1 分	2 分	3 分
血小板计数（10^9/L）	≥ 100	< 100，≥ 50	< 50	
PT 延长时间（s）	≤ 3	> 3，≤ 6	> 6	
纤维蛋白原（g/L）	≥ 1	< 1		
D- 二聚体（mg/L）	≤ 0.4		> 0.4，≤ 4	> 4

注：ISTH 为国际血栓与止血协会，PT 为凝血酶原时间，空白代表无此项。

病因（抗感染）治疗是治疗 DIC 的基石，及时液体复苏，扩充血容量，减少血液浓缩，小剂量激素治疗改善毛细血管通透性，减少液体渗出，以及减少炎性因子释放等，亦是治疗脓毒症并发 DIC 的重要内容。肝素治疗脓毒症及脓毒症 DIC 患者的总体疗效尚未确定，有降低病死率的趋势，但也有可能增加严重出血的风险，不推荐脓毒症并发 DIC 患者使用肝素抗凝治疗。因血小板或凝血因子减少而导致出血或极高的出血风险时（显性 DIC），推荐进行替代治疗。对于血小板计数 < 10×10^9/L 而无明显出血征象或者 PLT < 20×10^9/L 而存在出血高风险的患者，建议预防性输注血小板；对于活动性出血，PLT 需要达到 50×10^9/L。在没有出血或侵入性操作计

划时，不建议使用新鲜冰冻血浆纠正凝血功能异常，因液体负荷过多导致 DIC 患者出血时，可使用浓缩凝血因子，如浓缩凝血酶原复合物，DIC 患者血浆纤维蛋白原至少应维持在 1.0 ～ 1.5 g/L。

3）水痘伴血小板减少：水痘的并发症包括血小板减少性紫癜。在病毒血症或感染后阶段，22.5% ～ 45% 患者可发生与水痘相关的血小板减少症。尚未发现任何标志物可以预测急性期发生这种并发症，或者是血小板减少性紫癜。感染水痘—带状疱疹病毒时体内有血小板抗体的存在。病毒感染导致血小板减少症的可能致病机制包括：通过病毒的直接作用抑制巨核细胞前体；内皮细胞损伤导致血小板过量消耗；外周血小板破坏。水痘伴有血小板减少多为自限性病程。

病例点评

本例患者病情较复杂，因"复发性多软骨炎"长期应用激素治疗，肺部混合感染，治疗较困难。对于水痘的治疗，理论上应避免应用激素。糖皮质激素的应用可抑制巨噬细胞对抗原的吞噬和处理，促进淋巴细胞的破坏和解体，促其移出血管而减少循环中淋巴细胞数量。小剂量激素主要抑制细胞免疫，而大剂量激素还会抑制浆细胞和抗体生成而抑制体液免疫功能。对本例患者未停用激素，且在控制合并感染的同时加用阿昔洛韦抗病毒并联合应用免疫球蛋白，以抑制病毒扩散。

参考文献

1. MONTENEGRO-MEDINA Y M，REY-CARO L A，NIEDERBACHER J. Roll of antibodies antiplatelets in viral infection：a systematic review of literature[J]. Biomedica，2011，31（1）：35-43.

2. MOHSEN A H，McKendrick M Varicella pneumonia in adults[J]. European Respiratory Journal，2003，21（5）：886-891.

3. FREER G，PISTEL M Varicella-zoster virus infection：natural history，clinicalmanifestations，immunity and current and future vaccination strategies[J]. New Microbiologica，2018，41（2）：95-105.

4. 纪树国，张 波. 重视弥漫性肺泡出血综合征 [J]. 空军总医院学报，2006，22（2）：92-95.

5. 方 芳，李燕明，胡松涛，等. 弥漫性肺泡出血的临床和病理学特征 [J]. 中华医学杂志，2016，96（2）：108-112.

6. 中华医学会急诊医学分会，中华危重病急救医学杂志编辑委员会，脓毒症并发弥散性血管内凝血诊治急诊专家共识专家组. 脓毒症并发弥散性血管内凝血诊治急诊专家共识 [J]. 中华危重病急救医学，2017，29（7）：577-580.

（段忠辉）

病例 35　先天性梅毒合并巨细胞病毒感染

病历摘要

【基本信息】

患者，女，1 月龄。2006 年 3 月 12 日出现发热，体温 38.5 ℃，无畏寒、寒战，四肢及臀部出现红色粟粒疹、后渐融合为斑片状和大片红斑，3 月 22 日出现拒食，嗜睡，皮肤黄染，赴某儿童医院查血常规示 WBC 8.0×10^9/L，Hb 97 g/L，N% 45.3%，L% 50.5%，梅毒螺旋体快速血浆反应素卡片试验阳性，梅毒螺旋体抗体试验阳性，拟诊"先天性梅毒"，于 2006 年 3 月 22 日收入我院感染综合科。患者父亲有冶游史，母亲提前 16 天剖宫产。

【体格检查】

体温 39. ℃，脉搏 146 次 / 分，呼吸 35 次 / 分，血压 80/35 mmHg。患者消瘦，精神萎靡，全身皮肤重度黄染，臀部及肛周红斑，双手脚脱皮，浅表淋巴结无肿大，巩膜重度黄染，双肺呼吸音清，未闻及干、湿性啰音，心率 146 次 / 分，心律齐，未闻及杂音，腹膨隆，胀气明显，全腹无压痛、反跳痛，肝肋下 5 cm，剑突下 4 cm，质韧，脾肋下 4 cm，质韧，肛周片状红斑，无糜烂及水疱，双下肢无水肿。

【辅助检查】

血常规：WBC 7.8×10^9/L，RBC 2.9×10^{12}/L，Hb 86 g/L，

PLT 300×10^9/L。

血生化：ALT 82 U/L，AST 400.5 U/L，TBIL 221.3 μmol/L，DBIL 135.8 μmol/L，TP 55.50 g/L，ALB 25.20 g/L，GGT 89.1 U/L，LDH 510.20 U/L，HBDH 361.60 U/L。

外院胸部 X 线片提示双肺纹理增强、模糊粗糙。

外院 B 超：胆囊不充盈、肝脾大。

【诊断】

先天性梅毒；新生儿肝炎综合征？

诊断依据：①亚急性起病，肛周片状红斑，臀部红斑，四肢皮肤脱屑；②中枢神经系统损伤，嗜睡、精神萎靡；③其父 2 年前有冶游史；④梅毒抗体阳性。根据以上病例特点，该患者先天性梅毒诊断成立。患者发热、黄疸、肝脾大还需考虑新生儿肝炎综合征。

【鉴别诊断】

（1）新生儿肝炎综合征（infantile hepatitis syndrome，IHS）是指一组由多种病因引起的累及多器官、多系统的临床综合征，多发生于1岁以内婴儿，故称为新生儿肝炎综合征。TORCH 感染特别是巨细胞病毒感染，已成为 ISH 的首要病因。我国巨细胞病毒育龄妇女感染率60%，母婴垂直传播率27%，是目前我国儿科婴儿期中最常见的一种肝脏疾病。TORCH 感染包括弓形虫、风疹病毒、巨细胞病毒及单纯疱疹病毒的感染。主要表现黄疸、肝功能损伤、肝或脾大等。完善相应病原学检查可诊断。

（2）败血症：体温反复波动，监测血常规及炎症指标、血培养。

（3）生理性黄疸、先天性疾病：新生儿溶血性黄疸及先天性胆道闭锁等根据现有检查无支持依据。建议行 B 超检查除外先天性胆道闭锁。

（4）溶血性黄疸应以间接胆红素为主，尿胆原强阳性，故可能性小。

【治疗】

（1）可暂时予以头孢曲松 0.25 g，每日 1 次驱梅治疗。

（2）给予葡醛内酯、腺苷蛋氨酸保肝退黄支持治疗。

经上述治疗，2 周后患者臀部、四肢红斑渐消退，四肢皮肤脱皮但仍发热，体温 38.5 ℃左右，嗜睡，黄疸进行性加深，腹部膨隆。肝功能：ALT 69.60 U/L，AST 382.10 U/L，TBIL 25.98 mg/dL，DBIL 17.60 mg/mL，TP 51.70 g/L，ALB 23.40 g/L。化验回报：甲、乙、丙等嗜肝病毒指标均阴性；单纯疱疹病毒、柯萨奇病毒、埃可病毒检查均阴性；抗巨细胞病毒 IgM 两次强阳性，患者母亲抗巨细胞病毒 IgM 阳性；胸部 X 线片未见异常，腹部超声提示肝脾大、腹水；心脏超声未见异常。

确定诊断：先天性梅毒合并先天巨细胞病毒感染明确。

治疗方案调整：更昔洛韦 + 糖皮质激素 + 丙种球蛋白 + 门冬氨酸钾镁四联疗法。①更昔洛韦 10 mg/kg，每日 2 次，共 2 周，此后改为 6 mg/kg，每日 1 次。用 5 天停 2 天维持 4 周。②甲泼尼龙 1 mg/（kg•d），逐渐减量。③丙种球蛋白 300 mg/（kg•d）。④门冬氨酸钾镁。

经以上四联疗法及支持治疗，患者症状逐渐好转，体温恢复正常，黄疸消退，肝脾回缩，腹水消失。经过 75 天的治疗，患者一般情况恢复，肝功能恢复正常出院。出院 3 个月、6 个月随访，患者发育正常，一般情况良好，未再出现发热及病情反复。

病例分析

患者 1 月龄，因发热，皮疹，伴有皮肤、巩膜黄染及拒食入院，化验梅毒螺旋体抗体及梅毒螺旋体快速血浆反应素卡片试验阳性，考虑先天性梅毒。先天性梅毒为胎儿在母体内经血源途径感染，早期先天性梅毒患者通常在 3 ～ 8 周出现淋巴结肿大，皮肤损伤，皮疹泛发、对称，可呈多种形态，水疱大疱样皮损（梅毒天疱疮）或斑丘疹鳞屑样皮损。另可累及多个器官如发生鼻炎、骨及软骨损伤、梅毒眼炎、神经梅毒，部分患者可出现心血管损伤。晚期先天性梅毒发生于 2 岁以后，可有早期病变遗留，包括齿损伤、间质性角膜炎、第 8 对颅神经损伤、骨损伤、心血管损伤，典型症状较少见。

本病例先天性梅毒治疗与成人类似，脑脊液异常者予以青霉素 G，5 万 U/kg，分 2 次，连续 10 ～ 14 天，脑脊液正常予以苄星青霉素 G，5 万 U/kg。

病例点评

巨细胞病毒（cytomegalovirus，CMV）感染是人类感染巨细胞病毒引起的一种全身性感染综合征。因被感染细胞变大，核内和胞质内出现包涵体，故本病又称巨细胞包涵体病。CMV

笔记

是新生儿肝炎综合征的常见病原，新生儿 CMV 感染大多来自再发感染的母亲。CMV 是一种慢病毒，体内有逆转录酶，能将 RNA 转变为 DNA，自身得以繁殖，而不易被消灭，一旦侵入人体，将长期或终身存在于体内。在大多数免疫功能正常的个体，CMV 感染常无明显临床症状，而在免疫功能低下的幼小婴儿可出现明显病症。CMV 肝炎则为 CMV 感染的最常见临床表现，目前 CMV 肝炎的治疗尚无特殊药物，干扰素治疗已证明无效。国外报道 GCV 对 CMV 肝炎的治疗可取得良好效果。GCV 是继阿昔洛韦后新开发的广谱核苷类抗病毒药物，在宿主细胞内的浓度高于非感染细胞 100 倍，并通过两种方式抑制病毒复制：竞争性抑制病毒 DNA 聚合酶；直接渗入病毒 DNA，终止病毒 DNA 链延长。GCV 对 CMV 有较强的抑制作用，强度为阿昔洛韦的 50 倍。

（梁连春）

第二章
未明原因发热病例

病例 36 感染性心内膜炎

📋 病历摘要

【基本信息】

患者，男，47 岁，已婚。2009 年 3 月 16 日患者出现发热，体温 38~39 ℃，无畏寒、寒战，无咳嗽、腹泻、尿频，就诊于某医院。查 WBC、N% 升高（具体不详），给予"头孢美唑治疗 5 天"，仍高热，且伴头疼、全身肌肉酸痛。复查 WBC 12.7×10^9/L，PLT 65×10^9/L，尿蛋白（+++），尿中有红细胞，

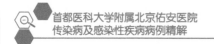

2009 年 3 月 21 日以"发热待查"入住另一医院，查血常规：WBC 20.0×10^9/L，PLT 22.2×10^9/L。肾功能：Cr 171 μmol/L，BUN 7.71 mmol/L。尿常规：PRO（+++），BLO（+++）；凝血项：大致正常。D-dimer 1005 ng/mL，ESR 18 mm/h，CRP 164.58 ng/L；肾综合征出血热 IgM、IgG（−）；头颅 CT 提示左后枕部脑出血，拟诊肾综合征出血热、脑出血，请我院专家会诊后以"发热原因未明，肾综合征出血热，脑出血？败血症？"于 2009 年 3 月 26 日转入我院感染综合科。

【体格检查】

体温 38.8 ℃，脉搏 105 次 / 分，呼吸 22 次 / 分，血压 130/100 mmHg，神志清楚、精神极弱，反应迟钝，面色略苍白，腋下、双下肢胫前、足部可见皮下出血点，眼结膜略苍白，巩膜轻度黄染，球结膜轻度水肿，颈抵抗阳性，心肺未闻及异常，腹部平软，肝脾肋下未触及，余体征（−）。既往身体健康。

【辅助检查】

血常规：WBC 10.9×10^9/L，N% 88.5%，PLT 51.0×10^9/L。

尿生化：PRO（−），BLO（+++）。肝功能：ALT 36 U/L，AST 51.1 U/L，TBIL 53.2 μmol/L，DBIL 17.5 μmol/L，ALB 26.9 g/L。肾功能：Cr 123.1 μmol/L，BUN 8.41 mmol/L。

胸片：左下肺炎症不除外。头颅 CT：颅内出血灶较 3 月 21 日（外院）吸收不明显；外院血培养可见 G^+ 球菌生长（3 月 26 日外院回报）。

笔记

【诊断】

发热、脑出血原因未明；肾综合征出血热；败血症？脑出血；肾功能不全；肝功能不全。

【鉴别诊断】

（1）脓毒症：发热、寒战、极度乏力，血白细胞升高，血小板降低。尿生化：PRO（+++），BLO（+++）；Cr 171 μmol/L，但脑出血、PRO（+++），BLO（+++）不常见，未发现明显感染灶。

（2）肾综合征出血热：患者于 2 周前曾前往肾综合征出血热流行区，主要症状为发热、皮肤及脑出血；血白细胞升高，血小板降低。尿生化：PRO（+++），BLO（+++）；Cr 171 μmol/L。不支持点为热程偏长、临床过程与出血热不符、出血热临床表现与肾损伤程度不符。

【治疗】

治疗原则：对症支持治疗、补液治疗、抗感染治疗、保护脏器功能。

治疗方案：补液、酚磺乙胺止血、头孢唑肟＋替考拉宁抗感染。

患者经 5 天治疗后，体温无明显下降，症状无明显缓解（表 36-1）。

表 36-1　体温与化验检查关系

日期	最高体温（℃）	WBC（10⁹/L）	N%（%）	PLT（10⁹/L）	Hgb（g/L）	ALT（U/L）	Alb（g/L）	Cr（μmol/L）	BUN（mmol/L）	尿常规
2009年3月26日	38.8	10.94	88.5	51	108	51.1	26.7	123.1	8.41	潜血(+++)，蛋白(−)
2009年3月28日	38.9	12.66	76.3	107	104					
2009年3月30日	38.5	9.47	70.7	284	93	57	27.7	105.4	6.51	潜血(+++)，蛋白(−)

2009 年 4 月 1 日血培养：金黄色葡萄球菌（敏感试验均敏感）。心脏超声：主动脉瓣增厚，主动脉瓣、肺动脉瓣、二尖瓣、三尖瓣均轻度反流，心包积液。

更正诊断：脓毒症，感染性心内膜炎待除外。

治疗方案：抗生素更换为美洛培南 1.0 g，每 8 小时 1 次，联合万古霉素 1.0 g，每 12 小时 1 次。

2009 年 4 月 3 日 19：30 患者出现发热，半小时体温升至 39 ℃，伴畏寒、寒战，不能言语、书写困难。查体：神志清楚，理解力正常，张嘴困难，余颅神经正常，肢体肌力、肌张力正常，病理征（−）；血糖 6.7 mmol/L，血压 130/80 mmHg。临床考虑：颅内再次出血？颅内感染？脑梗死？给予脱水、对症治疗，抗生素调整为万古霉素 1.0 g，每 12 小时 1 次，青霉素 400 万 U，每 8 小时 1 次，复方新诺明 0.96 g，每日 3 次，2 小时后语言渐恢复。20：00 CT 回报：颅内感染不除外，未发现新出血灶或脑梗死。2009 年 4 月 30 日 11：45 头颅 CT：左颞叶局部脑水肿，出血灶部分吸收。2009 年 4 月 10 日请某医院神经内科专家会诊诊断脑脓肿，同意目前抗感染治疗。

2009 年 4 月 9—15 日体温波动于 36.8 ～ 38.3 ℃。4 月 13 日胸片：左侧胸腔积液。4 月 14 日超声心动图：主动脉瓣增厚待查，主动脉瓣、二尖瓣、三尖瓣均轻度反流。

2009 年 4 月 16—18 日体温达 39.3 ℃，4 月 18 日予以美罗培南 + 替考拉宁 + 氟康唑。此后 4 天体温未超过 37.8 ℃。血色素逐渐下降（由入院 108 g/L 降至 69 g/L），4 月 17 日骨髓检查未发现异常。

2009 年 4 月 21 日请某医院心内科专家会诊，诊断发热待查（瓣膜未见赘生物，感染性心内膜炎证据不足）；继续目前抗菌治疗。

2009 年 4 月 23 日体温 38 ～ 39 ℃，干咳、胸闷、心慌，呼吸困难伴喘息。查体：心率 100 次 / 分，心律齐，心音低钝，可闻及Ⅲ级粗糙收缩期杂音，向左腋下传导，双下肢轻度水肿。

2009 年 4 月 25 日胸片：右侧肺炎较前加重，双侧胸腔积液，左侧胸腔积液较前明显增多。超声心动：主动脉瓣增厚、活动受限原因待查，中 - 大量主动脉瓣反流，少 - 中三尖瓣反流，少量二尖瓣反流，心包积液，EF51%。电话联系某医院心外科专家会诊，考虑不除外感染性心内膜炎，建议转心外科继续治疗。患者家属自行联系某心血管医院，出院。

最后诊断：感染性心内膜炎；脑出血；脑脓肿；脑梗死；肾功能不全；急性左心衰竭；低蛋白血症；双侧胸腔积液；营养性贫血。

治疗：抗感染 + 手术治疗。

病例分析

　　感染性心内膜炎常发生败血症，病原菌以金黄色葡萄球菌最常见。临床表现为败血症、脓肿表现、栓塞现象、出血、心脏杂音。实验室特点：白细胞增加 、进行性贫血、多次连续血培养阳性率较高。感染性心内膜炎在不同阶段，病理生理不同，临床症状表现各异，但感染表现贯穿整个疾病过程，在临床上常常作为未明原因发热就诊。本例患者早期表现为发热、出血、肾损伤，又有流行病学史，易误诊为肾综合征出血热；本例患者表现的败血症、脓肿表现、出血、栓塞现象、心脏杂音出现在不同疾病阶段，如不综合分析、及时检查，容易漏诊。

　　此病例提示的经验教训：① 感染性心内膜炎早期临床表现类似脓毒症易误诊；② 两次头颅 CT 漏诊颅内小脓肿；③ 脑血管病变影响表现滞后；④ 两次心脏超声未提示心瓣膜异常；⑤ 几次专科会诊均未诊断感染性心内膜炎。以上因素造成本患者迟迟未能得到感染性心内膜炎的正确诊断。

病例点评

　　感染性心内膜炎是不明原因发热的常见病因之一，典型临床症状包括发热、心脏杂音、栓塞症状。临床上有基础心血管疾病，特别是风湿性心脏病、瓣膜置换术后、下腔静脉支架置入术后的患者以及静脉吸毒人员发生感染性心内膜炎风险高。患者长期发热，反复发生菌血症，需警惕感染性心内膜炎可

能。通过详细的查体、有经验的超声检查能更早地明确感染性
心内膜炎诊断。

（梁连春）

病例 37　系统性红斑狼疮

📋 病历摘要

【基本信息】

患者，男，21岁，主因"发热2月余，尿黄、皮肤黄染10天，双上肢麻木伴手抖1天"收入院。入院2月余前患者出现发热，37.3～38.1 ℃，伴全身多发红色点状皮疹。于外院就诊，血常规：WBC 2.89×10^9/L，Hb 117 g/L，PLT 124.0×10^9/L，N% 65.9%。入院10天前患者出现厌油、纳差、皮肤黄染、瘙痒、尿色加深，就诊于中医院，查 ALT 129.9 U/L，AST 361.3 U/L，TBIL 126.81 mol/L，ALB 32.4 g/L，腹部超声示肝脏形态饱满、回声欠均。入院1天前患者出现双上肢麻木无力、手抖、言语不利、视物模糊、肢体无力、咳嗽、咳痰，头颅 CT、MRI 未见明显异常，诊断"短暂脑缺血发作"，给予长春西汀注射液、血栓通注射液静脉滴注治疗，后上述症状逐渐好转。入住我院肝病科，查麻疹 IgM 阳性，考虑麻疹不除外，转来我科。

【体格检查】

体温 37.0 ℃，血压 116/77 mmHg，神志清楚，精神可，面色晦暗，皮肤、巩膜重度黄染，全身多发红色点状皮疹，以面部、前胸为甚。口腔多发白斑，肝掌阴性，无蜘蛛痣。浅表淋巴结无肿大。颈软，双肺呼吸音清晰，心率 110 次/分，心律齐，心音有力。腹平、软，全腹无压痛、反跳痛；肝区无叩击痛，肝脾肋下未触及肿大；墨菲征（±），移动性浊音（±），双下肢无水肿，神经征阴性。

【辅助检查】

腹部 B 超：弥漫性肝病表现、脾大、肝内钙化灶、少量腹水。胸片示肺炎。

【诊断】

麻疹可能性大；药物性肝损伤；肺部感染；脾大，脾功能亢进；腹水。

诊断依据：患者为青年男性，近期有用药史，此次发热 2 月余，尿黄、皮肤黄染 10 天，双上肢麻木伴手抖 1 天入院，全身多发红色点状皮疹，查肝功能损伤严重，麻疹 IgM 阳性，结合超声及辅助检查，考虑上述诊断。

【治疗】

给予抗感染、保肝、降酶、退黄等治疗。后查抗核抗体＞1∶100 核均质，直接抗人球蛋白试验（＋），抗 dsDNA 抗体（＋＋＋），抗核小体抗体（＋），结合患者病史、症状、体征，考虑系统性红斑狼疮，给予相应治疗，患者伴发狼疮肾炎，肺部感染加重，最终死亡。

病例分析

1. 系统性红斑狼疮伴有肝功能异常

系统性红斑狼疮（systemic lupus erythematosus，SLE）伴有肝功能异常的原因包括：①与 SLE 相关的肝实质损伤，通常称为"狼疮性肝炎"；② SLE 与另一种自身免疫性肝病的重叠综合征；③其他，如药物诱导的肝损伤、病毒性肝炎或血栓性肝病等。高达 60%SLE 患者可见肝脏受累，见表 37-1。肝毒性药物、病毒性肝炎、非酒精性脂肪性肝病（通常由类固醇引起）是 SLE 中肝酶升高的最常见原因，自身免疫性肝炎并 SLE 是少见原因。在一项英国的研究中，青少年 SLE 人群中自身免疫性肝炎的患病率为 9.8%（9/92），成人患者为 1.3%（5/377）。一项日本研究显示，206 例 SLE 患者中有 123 例出现肝功能障碍，其中 6 例（4.9%）经组织学证实患有自身免疫性肝炎。Meta 分析：血清抗 C3 抗体水平下降、IgG 球蛋白水平升高、SLE-DAI 评分较高及神经系统受累可能是 SLE 患者发生肝损伤的危险因素。

表 37-1　SLE 伴肝损伤时实验室检查特征

肝脏改变	实验室异常
肝脏脂肪变性	GGT，ALT/AST
病毒性肝炎	ALT，AST，HCV，冷球蛋白血症
中毒性肝炎	ALP，GGT，AST/ALT，胆红素
结节再生增生	ALT，AST，血小板减少症
原发性胆汁性肝硬化	ALP，GGT，AMA
自身免疫性肝炎	ANA，ASMA，丙种球蛋白
肝静脉血栓形成	抗磷脂抗体
狼疮性肝炎	抗核糖体 P 自身抗体

注：AMA，抗线粒体抗体；ANA，抗核抗体；ASMA，抗血清肌抗体；GGT，谷氨酰胺转移酶；ALP，碱性磷酸酶；ALT，丙氨酸氨基转移酶；AST，天冬氨酸氨基转移酶。

2. 麻疹 IgM 检测的局限性

麻疹 IgM 检测存在假阴性和假阳性；绝大多数假阴性结果与血清标本在发病早期采集相关。我国浙江省平湖市 CDC 报道麻疹出疹第 1 天、第 2 天、第 3 天、第 4 天、第 5—21 天的麻疹 IgM 阳性率分别为 68.42%、85.45%、91.07%、94.55% 和 97.87%；观察了 103 例麻疹患者出疹后第 21—28 天、第 29—42 天、第 42—49 天、第 50—60 天 IgM 抗体阴转率分别为 6.67%、22.58%、45.45% 和 90%，对疑似麻疹患者采检血标本为 IgM 阴性的患者，应当间隔一段时间后复查；麻疹患者 IgM 抗体可维持较长一段时间，8 周左右 90% 以上患者 IgM 转阴。同样麻疹疫苗接种后也会出现相似情况，例如，1 例患者接种麻疹疫苗，1 个月后出现发热皮疹，检测麻疹 IgM 阳性，应慎重诊断麻疹。另外，在间接测定 IgM 的情况下，假阴性可能是由于未从测试样本中去除高水平的麻疹特异性 IgG 导致，残留的 IgG 与 IgM 竞争病毒抗原，从而阻断 IgM 与抗原的结合并干扰 IgM 检测，但这种情况很少出现。

麻疹 IgM 可能存在假阳性。类风湿因子是 IgM 类免疫球蛋白，可因病毒感染、免疫性疾病和血管炎疾病而产生，形成含有测试抗原特异性 IgG 和类风湿因子 IgM 的免疫复合物，由于 IgG 与病毒抗原结合，类风湿因子免疫复合物的 IgM 组分被检测识别并导致假阳性结果。此外，来自患有人细小病毒 B19 和风疹的患者的血清标本，在麻疹 IgM EIA 测试时具有固有的假阳性率。患有 EB 病毒、巨细胞病毒、人疱疹病毒 -6 和支原体感染的患者血清也出现假阳性或模棱两可的结果。这种反应性很容易被误认为是最近麻疹感染的指示。巴西圣保罗州的一项研究显示，在 463 例患有发热性皮疹且麻疹 IgM 抗体阳性患者中，297 例（64%）被归类为接种麻疹疫苗；在 166 例没有接种疫苗的病例中，109 例（66%）是基于缺乏血清转换的假阳性，其中 21 例（13%）有风疹病毒感染证据，49 例（30%）有人细小病毒 B19 和 28 例（17%）人疱疹病毒 -6 感染。

病例点评

SLE 是一类累及全身多脏器的自身免疫性结缔组织病。其发病特点在于多系统受累，女性较多见，但男性出现肾脏、肝脏、血液系统、皮肤损伤等，也应联想到 SLE，可通过抗体检测如 ANA、dsDNA、抗 sm 抗体阳性等临床诊断。

参考文献

1. BEISEL C，WEILER-NORMANN C，TEUFEL A，et al. Association of autoimmune hepatitis and systemic lupus erythematodes：a case series and review of the literature[J]. World J Gastroenterol，2014，20（35）：12662-12667.

2. SARDA G，HARVEY R. Severe transaminitis in a paediatric patient with systemic lupus erythaematosus and a discussion of the literature[J]. BMJ Case Rep，2016，2016：10.

3. BESSONE F，POLES N，ROMA M G. Challenge of liver disease in systemic lupus erythematosus：Clues for diagnosis and hints for pathogenesis[J]. World J Hepatol，2014，6（6）：394-409.

4. 吴雨曦，朱 帅，刘 毅. 系统性红斑狼疮合并肝损伤危险因素的 Meta 分析 [J]. 西部医学，2018，30（10）：1509-1512.

5. 陶志华，姚凤燕. 麻疹患者不同采血时间的 IgM 抗体阳性率比较及 IgM 阴转时间观察 [J]. 中国预防医学杂志，2006（3）：224-225.

6. CICCONE F H，CARVALHANAS T R，AFONSO A M，et al. Investigation of measles IgM-seropositive cases of febrile rash illnesses in the absence of documented measles virus transmission，State of São Paulo，Brazil，2000-2004[J]. Revista da Sociedade Brasileira de Medicina Tropical，2010，43（3）：234-239.

7. BELLINI W J, HELFAND R F. The challenges and strategies for laboratory diagnosis of measles in an international setting[J]. J Infect Dis, 2003, 187 Suppl 1: S283-S290.

（刘　洋）

病例 38 风湿性多肌痛

病历摘要

【基本信息】

患者，男，72岁，主因"发热40天"于2010年11月29日收入我科。患者于40天前无明显诱因出现发热，每日发作1次，下午及夜间多见，体温一般38～38.5 ℃，最高39.3 ℃，伴盗汗、乏力、食欲差，双下肢远端肌痛（站立行走时明显），无畏寒、寒战，无头晕、头痛、咳嗽、咳痰、胸闷、气短、腹痛、腹泻、尿频、尿急、关节痛、皮疹、雷诺现象等情况发生。当地医院就诊，查血常规：白细胞计数 25.1×10^9/L，中性粒细胞百分率89%，血红蛋白110 g/L，血小板计数 230.0×10^9/L，红细胞沉降率40 mm/h，C-反应蛋白＞18.4 mg/L，肿瘤标志物未见明显异常，血培养阴性，PET-CT未见明显异常，先后给予舒普深、左氧氟沙星、甲砜霉素等多种抗生素治疗，效果不佳。4天前开始诊断性抗结核治疗（异烟肼＋乙胺丁醇＋吡嗪酰胺＋左氧氟沙星），用药第4天体温降至正常，食欲及精神好转，为进一步诊治收入我院。自发病以来，神志清楚，精神差，食欲差，体重减轻12 kg。

既往史：体健，吸烟史50年，日均吸烟10支，近半年未吸烟。

【体格检查】

体温 37.5 ℃，脉搏 72 次 / 分，呼吸 20 次 / 分，血压 110/70 mmHg。神志清楚，精神较弱，皮肤、巩膜无明显黄染，全身浅表淋巴结未触及肿大，双肺呼吸音清，未闻及明显啰音，心律齐，各心脏瓣膜听诊区未闻及明显异常，腹软，无明显压痛、反跳痛，肝脾肋下未触及，肠鸣音 4 次 / 分，双下肢不肿，四肢肌力正常。

【辅助检查】

入院后化验血常规：WBC 11×10^9/L，N% 69.2%，Hb 92 g/L，PLT 180.0×10^9/L。CRP 115 mg/L。PCT 0.69 ng/mL。ESR 90 mm/h。

肝功能生化：ALT 198.3 U/L，AST 135.2 U/L，TBIL 21.5 μmol/L，ALB 29.1 g/L，Cr 60.4 μmol/L，BUN 5.9 mmol/L，CK 15.6 U/L，LDH 133.2 U/L。

尿便常规未见明显异常。

甲状腺功能正常。

病原学：乙肝、丙肝、梅毒、艾滋病、甲肝、戊肝抗体阴性。血吸虫、包虫、囊虫、旋毛虫、弓形虫 IgG 抗体阴性。血培养阴性。痰涂片抗酸染色、细菌涂片、结核核酸阴性。肥达 - 外斐反应阴性。

免疫指标：类风湿因子（−）；自身抗体、抗核抗体谱、ANCA 均为阴性。

骨髓涂片：粒细胞核左移，偶见幼粒细胞，NAP 积分极高，未见组织胞质菌孢子及疟原虫。

胸部 CT：右肺下叶纤维化灶；双侧胸膜及右侧叶间胸膜侧增厚，双侧胸腔少量积液；纵隔未见肿大淋巴结。

腹部 CT：左侧肾小囊肿；腹主动脉及双侧髂动脉多发钙化斑；余未见异常。

头颅 CT：未见异常。

心脏超声：左室舒张功能减退，三尖瓣少量反流，LVEF76%。

双下肢动脉：动脉内多发点状强回声——考虑斑块形成可能性大，血流超声未见明确异常。

双下肢静脉：左、右小腿肌间静脉及浅静脉曲张。

【诊断】

风湿性多肌痛；巨细胞动脉炎不除外。

诊断依据：患者为老年男性，慢加亚急性病程，发热40天，乏力、盗汗、消瘦明显，双下肢远端肌痛，查体发现右侧颞动脉饱满，化验血常规白细胞、中性粒细胞、C- 反应蛋白、血沉均明显升高，自身免疫性疾病相关指标均为阴性，曾诊断性予抗结核治疗效果不佳，激素治疗后体温可下降至正常。结合病史、症状体征及化验检查诊断为风湿性多肌痛，巨细胞动脉炎不除外。

【治疗 】

入院后给予患者继续抗结核治疗，患者仍反复发热，激素治疗后体温可下降至正常，但停用激素后再次发热。后经风湿免疫科专家会诊，查体发现右侧颞动脉饱满，结合病史、症状体征及化验检查诊断为风湿性多肌痛，巨细胞动脉炎不除外，停用抗结核药物，给予甲泼尼龙 60 mg 静脉滴注，每日 1 次，治疗 3 天后改为泼尼松 42.5 mg，每日 1 次口服，患者症状好转出院。

病例分析

风湿性多肌痛为风湿免疫病，在临床上往往被忽视，而且总被与巨细胞动脉炎（即颞动脉炎）相提并论。在欧洲，50 岁及 50 岁以上人群中风湿性多肌痛发病率北部地区最高，挪威的年发病率为 113/10 万，在以斯堪的纳维亚血统为主的美国明尼苏达州奥姆斯特德郡，风湿性多肌痛患病率是 701/10 万。虽然所有种族和族群均可受累，但亚洲人及拉丁美洲人很少发生风湿性多肌痛。风湿性多肌痛几乎只见于 50 岁以上人群，好发于 70 ～ 80 岁老人，以颈部、肩胛带肌和骨盆带肌肌肉痛、晨僵，伴或不伴发热为主要表现。目前发病机制尚不明确，可能与遗传、感染、环境等多种因素有关。风湿性多肌痛典型临床表现为急性或者亚急性颈肌、肩肌、髋部肌肉晨僵疼痛（大于 45 分钟），可放射至肘部或膝部。肢体因为肌肉酸痛无力活动受限，上肢不能抬举或者负重，下蹲或者上下楼梯困难，严重时有深呼吸疼痛。多呈对称性，也可单侧发作。静息时疼痛明显，轻微活动后好转，剧烈活动后又会加重。患者可有轻到中度贫血，白细胞、血沉、C- 反应蛋白升高。超声及 MRI 显示受累关节周围结构的非滑膜炎性炎症反应，尤其是肱二头肌腱鞘炎，肩锋三角下、颈腰椎等处的黏液囊炎。风湿性多肌痛对小剂量激素治疗敏感。

目前诊断尚无"金标准"，更多倾向于应用排除法。国际风湿性多肌痛分类标准小组提出风湿性多肌痛的诊断是一个循序渐进的过程。①纳入核心标准评估：年龄＞50岁，双肩或双髋痛；晨僵时间＞45分钟；急性时相反应物。②排除标准评估：排除其他类似风湿性多肌痛症状的疾病。③对激素应答的评估：口服醋酸泼尼松片15 mg/d 或其他相应剂量的糖皮质激素，评估患者情况，如患者于1周内全身症状70%得到改善，4周内炎症指标正常则诊断成立；如无反应，应考虑重新诊断。④随访是必不可少的步骤：应继续评估激素疗效和排除其他鉴别诊断。

鉴别诊断如下。

（1）巨细胞动脉炎：主要累及多系统大动脉，表现为头疼、视物模糊、间歇性下颌关节及肢体活动障碍，50%患者可以有头皮压痛或沿着颞动脉走行的痛性结节。有研究指出，风湿性多肌痛是巨细胞动脉炎的"顿挫型"，两种疾病可同时存在或前后出现。颞动脉活检是确诊巨细胞动脉炎的"金标准"，但阳性率只有40%～80%，阴性也不是排除标准。巨细胞动脉炎的病理特点为被侵犯的大动脉内膜以弹性蛋白为中心呈坏死性动脉炎，伴淋巴细胞、巨噬细胞、多核巨细胞浸润，肉芽肿形成，一般无纤维素样坏死。

（2）类风湿性关节炎：35%老年起病型类风湿性关节炎患者类风湿因子、抗环瓜氨酸抗体阴性，肩部疼痛伴晨僵，表现与风湿性多肌痛相似，但是巨细胞动脉炎很少累及足踝部滑膜炎，远端指间关节的肿痛较类风湿性关节炎少见。风湿性多肌痛不会造成关节破坏，而类风湿性关节炎会造成关节内结构的破坏。

（3）多发性肌炎：多发性肌炎累及近端肌肉组织，表现为肢体疼痛无力、抬举受限，与风湿性多肌痛相似，但是其可出现肌肉萎缩，实验室检测多肌酸激酶升高、肌电图异常，肌肉活检可见纤维萎缩伴淋巴细胞浸润，而风湿性多肌痛一般不会有上述表现。

病例点评

本例患者为以肌肉关节疼痛起病的老年患者，以发热伴下肢肌肉酸痛为主要表现，激素治疗有效，化验多项风湿免疫指标阴性，排除了其他风湿免疫疾病及感染性疾病，考虑风湿性多肌痛诊断，因没有合并明显的下颌关节活动受限、沿着颞动脉走行的痛性结节等症状，暂时没有颞动脉活检病理依据，考虑风湿性多肌痛，暂时无法排除巨细胞动脉炎，需要持续随访观察。

参考文献

1. LIOZON E，OUATTARA B，RHAIEM K，et al. Familial aggregation in giant cell arteritis and polymyalgia rheumatica：a comprehensive literature review including 4 new families[J]. Clinical & Experimental Rheumatology，2009，27（1 Suppl 52）：S89-S94.

2. BENGTSSON B A，MALMVALL B E. The epidemiology of giant cell arteritis including temporal arteritis and polymyalgia rheumatica. Incidences of different clinical presentations and eye complications[J]. Arthritis & Rheumatism，2014，

24（7）：899-904.

3. 朱盈姿，董凌莉 . 风湿性多肌痛诊疗进展 [J]. 内科急危重症杂志，2017，23（2）：154-159.

4. 中华人民共和国卫生部 . 布鲁氏菌病诊疗指南（试行）[J]. 传染病信息，2012，25（6）：323-324，359.

5. 中华医学会感染病学分会，中华医学会热带病与寄生虫学分会，中华中医药学会急诊分会 . 中国登革热临床诊断和治疗指南 [J]. 中华传染病杂志，2018，36（9）：513-520.

（张佳莹）

病例 39　系统性血管炎

病历摘要

【基本信息】

患者，男，65 岁，以"发热、皮疹、肌痛 7 天"收入院。患者于 7 天前无明显诱因出现发热，体温最高 37.6 ℃，伴前臂数个淡红色斑丘疹，不疼不痒，直径约 1 cm，略突出于皮肤，质略韧，无触痛，无畏寒、寒战，无咳嗽、咳痰、盗汗及胸痛，无腹痛、腹泻，无尿频、尿急等。就诊于当地医院，考虑"上呼吸道感染"，给予阿奇霉素静脉滴注 2 天，患者体温仍逐渐上升，体温高峰升至 39.9 ℃，并伴有畏寒、寒战，退热效果欠佳，双前臂斑丘疹扩大如核桃大小，压痛明显，且双手、下肢水肿逐渐加重，以右侧肢体为重，伴双小腿屈侧肌肉疼痛，触痛明显，难以行走，5 天前就诊于北京某三甲医院，查血常规：WBC 11.33×10⁹/L，N% 76.7%，腹部超声及四肢静脉超声（－），考虑为"发热伴四肢肿胀待查"，给予厄他培南静脉滴注治疗，皮疹逐渐消退，但体温高峰无明显降低，且四肢肿胀，下肢疼痛较前加重，为进一步诊治来我院，急诊以"发热待查"收入院。既往身体健康。3 年前因外伤肠破裂行手术治疗。

流行病学史：否认肝炎、结核病史，否认职业暴露史，否认输血及血制品史。

【体格检查】

体温 39.5 ℃，脉搏 110 次 / 分，呼吸 25 次 / 分，血压 130/70 mmHg，神志清，精神尚可，双前臂斑丘疹，部分融合；全身浅表淋巴结未触及肿大，巩膜无黄染，扁桃体无肿大，双肺未闻及干、湿性啰音，心瓣膜区未闻及杂音；腹部平软，无压痛及反跳痛，肝脾肋下未触及；双侧前臂、双手、双小腿、双足水肿，右侧为著，双侧小腿屈侧肌肉压痛阳性，病理征阴性。

【辅助检查】

血常规：WBC $8.84×10^9$/L，N% 83.5%，HGB 137 g/L，PLT $237×10^9$/L；CRP 135 mg/L，ESR 49.0 mm/h，PCT 0.29 ng/mL。

血生化：ALT 77.0 U/L，AST 41.4 U/L，TBIL 20.0 μmol/L，DBIL 9.2 μmol/L，ALB 24.9 g/L，BUN 5.42 mmol/L，CREA 81.2 μmol/L。

肥达 - 外斐（-），布鲁菌凝集试验（-）；CMV DNA 及 EBV DNA 均（-）；RF+ASO（-）；自身抗体（-）、抗核抗体谱（-）、ANCA（-）；肿瘤标志物均（-）。

甲状腺功能正常。

血培养及厌氧培养均（-）。

胸片：心肺膈未见异常。

心电图：窦性心动过速。

腹部 B 超：餐后胆囊，余（-）。

【诊断】

发热、皮疹待查；感染性疾病，败血症待除外；自身免疫

笔记

性疾病可能性大。

诊断依据：起病低热 37.6 ℃，伴前臂数个淡红色斑丘疹；抗生素治疗无效，体温较前更高，双侧前臂、双手、双小腿、双足水肿，右侧为著，双侧小腿屈侧肌肉压痛阳性；WBC 8.84×10⁹/L，N% 83.5%，HGB 137 g/L，PLT 237×10⁹/L；CRP 135 mg/L，ESR 49.0 mm/h。

【鉴别诊断】

（1）感染性疾病：发热伴畏寒、寒战、皮疹；WBC 11.33×10⁹/L，N% 76.7%，CRP 135 mg/L，ESR 49.0 mm/hr，但无明显感染灶，抗生素治疗无效。

（2）自身免疫性疾病：发热，反复出现皮疹、皮疹表现为环形红斑，双下肢、双前臂水肿，双下肢屈肌疼痛，应用抗生素无效。

（3）肿瘤性疾病：患者为老年男性，发热伴皮疹、双下肢、双前臂水肿，双下肢屈肌疼痛，应用抗生素无效，应除外肿瘤性疾病。

【治疗】

（1）美罗培南 1 g，每 8 小时 1 次；

（2）万古霉素 1 g，每 12 小时 1 次。

第 5 天停用万古霉素换为利奈唑胺 600 mg，每 12 小时 1 次，当天晚上体温正常，持续 6 天，四肢末端水肿逐渐消退，肌痛消失，活动如常。N% 由 83.5% 降至 79.5%，CRP 由 135 mg/L 降至 34 mg/L。

住院第 1 ～ 12 天患者体温变化如图 39-1 所示。

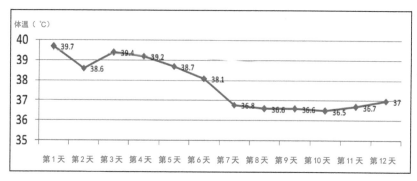

图 39-1　第 1～12 天患者体温变化曲线

住院第 13 天再次出现高热，无明显寒战，体温最高 39.1 ℃；住院第 14 天左侧前臂出现一个斑丘疹，分布呈环形，质略软，皮温略高，无触痛，伴双前臂、下肢水肿及双小腿屈侧肌肉触痛明显，伴有肩胛区肌肉疼痛；住院第 16 天双前臂、右髋关节、双侧小腿出现多发淡红色片状皮疹，略突出于皮面，质略韧，皮温略高，轻微触痛，无瘙痒。化验血 WBC 由 $8.76×10^9$/L 升至 $10.16×10^9$/L；CRP 由 34 mg/L 升至 201 mg/L。

风湿免疫科会诊意见：免疫性疾病 血管炎（结节性多动脉炎 / 多血管炎）？脂膜炎？建议排查感染性疾病、血液系统疾病（淋巴瘤）、恶性肿瘤及相关检查。

抗 ENA 抗体四项＋七项（－）、抗磷脂抗体二项（－）、ANCA 抗体（－）；抗核抗体谱：抗核抗体 1∶80，余（－），狼疮抗凝物（－）。超声：双下肢动脉散在粥样硬化斑块形成，左侧胫后动脉管腔略狭窄，双下肢深静脉未见明确血栓形成。胸部 CT：肺气肿，双侧胸膜增厚。腹部 CT：脾大，左侧肾囊肿。盆腔 CT：未见明确异常。MRI：双前臂血管、双小腿血管未见异常。

皮疹处皮肤及腓肠肌病理：（左右小腿腓肠肌皮肤结节）皮肤 T 细胞灶性浸润，倾向炎症。

住院第 16 天停用抗感染治疗药物，住院第 17 天予以甲泼尼龙 60 mg/d，4 天后体温逐渐恢复正常，皮疹消退、肌痛消失、四肢水肿恢复； CRP、ESR 恢复正常。

住院第 13 ～ 23 天患者体温变化如图 39-2 所示。

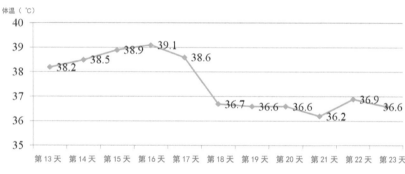

图 39-2　第 13 ～ 23 天患者体温变化曲线

最后诊断：自身免疫性疾病；系统性血管炎可能性大。

出院予以醋酸泼尼松龙 50 mg/d，每 2 个月减 5 mg。出院 1 个、3 个月随访未再发热、一般情况良好。半年后予以醋酸泼尼松龙 15 mg/d 维持，目前已出院 3 年，给予醋酸泼尼松龙 10 mg/d 至今，近期回访无不适。

病例分析

本例患者既往无风湿性疾病病史，以发热、皮疹、肌痛为主要临床表现，常规抗感染治疗无效。临床有几点提示免疫性疾病。血管炎：抗感染治疗无效；皮疹多发，部分呈环形红

213

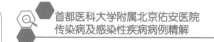

斑；肌肉疼痛；血沉增快，CRP升高；皮肤腓肠肌病例提示T细胞灶性浸润。

系统性血管炎主要累及中小血管，临床主要分类有以下几种。①贝赫切特病：该病可累及各级口径血管，可有肠道浅溃疡表现。②结节性多动脉炎：该病主要累及中等血管，以皮肤、关节肌肉、神经系统表现为主。③变应性肉芽肿性血管炎（Churg-Strauss syndrome，CSS），常有过敏性鼻炎、哮喘及外周血嗜酸性粒细胞增多等表现。

免疫抑制剂糖皮质激素治疗对系统性血管炎敏感而有效，本患者经糖皮质激素治疗，症状迅速好转，持续治疗效果良好。

🏥 病例点评

系统性血管炎是一组以血管壁炎症或坏死为主要病理变化的疾病，可以导致全身系统的血管炎症，也可导致一个脏器的血管炎症。因其累及血管类型大小、部位、所供应内脏不同，临床表现多种多样，但疾病病理变化是血管阶段性坏死梗阻，局部可因炎症导致皮下出血。抗中性粒细胞胞质抗体是诊断部分原发性血管炎的重要抗体，其特异性靶抗原为中性粒细胞和单核细胞胞质成分。此外，已有多种中性粒细胞胞质成分被证实为ANCA的靶抗原，但对临床诊断最有意义的为蛋白酶3（PR3）和髓过氧化物酶（MPO），PR3为c-ANCA的靶抗原，MPO为p-ANCA的主要靶抗原。由于ANCA假阳性问题，临床不能以ANCA阳性与否作为诊断系统性血管炎的唯一依据，要综合判断。

（梁连春）

病例 40　溃疡性结肠炎

病历摘要

【基本信息】

患者，女，57 岁，主因"反复腹泻伴恶心、呕吐、食欲减退 1 个月"入院。1 个月前患者无明显诱因出现腹泻，为血性水样便，每日 10 余次，伴恶心、呕吐、食欲明显减退，无发热。3 周前于当地医院就诊，便常规多次检查可见到阿米巴包裹体，胃镜提示"糜烂性全胃炎，食管炎"，诊断为"阿米巴肠炎，胃炎，食管炎"，给予奥硝唑、雷贝拉唑等治疗 3 周，腹泻次数较前减少，每日 4～8 次，大便仍为血性水样便。神志清楚，精神稍弱，小便正常，体重无明显变化。以"阿米巴肠炎"收入院。

既往体健，无不洁饮食史，8 年前行胆结石胆囊切除手术，否认食物、药物过敏史。父亲患糖尿病，已故，母亲患肺结核，3 弟 1 妹体健，配偶及 1 女儿体健。

【体格检查】

体温 37 ℃，心率 80 次 / 分，血压 120/70 mmHg，呼吸 20 次 / 分，神志清楚，急性面容，双肺呼吸音清，心律齐，未闻及杂音及额外心音，腹部软，左下腹压痛，无反跳痛。肝脾肋下未触及。神经系统查体无异常。

【辅助检查】

血常规：WBC 4.97×10⁹/L，N% 73.5%，L% 21.7%，Hb 99 g/L，PLT 308×10⁹/L。

肝肾功能：ALT 10.1 U/L，AST 16.3 U/L，ALB 20.3 g/L，Cr 28 μmol/L，钾 3.09 mmol/L，钠 135 mmol/L，氯 97.2 mmol/L。

便常规：黄色黏液稀便，白细胞 30 ～ 50/HP，红细胞 3 ～ 5/HP，OB 阳性。

肥达 - 外斐反应：阴性。

便涂片：少量革兰阴性杆菌，大量革兰阳性球菌，未见真菌孢子及菌丝。

便培养：未检出志贺菌、沙门菌。

难辨梭菌毒素：阴性。

肿瘤标志物：CEA 6.91（0 ～ 4.7）ng/mL，CA-19 9 正常。

抗中性粒细胞胞浆抗体 ANCA：1：10。

结肠镜检查：溃疡性结肠炎（急性期）。

结肠黏膜病理检查：活动性慢性炎，伴隐窝脓肿形成。

【诊断】

溃疡性结肠炎。

诊断依据：患者为中老年女性，病史 1 个月，以血便伴恶心、呕吐、发热为主要临床表现。化验 ANCA 阳性，行结肠镜检查提示溃疡性结肠炎急性期，肠黏膜病理检查提示慢性活动性炎症伴隐窝脓肿，诊断溃疡性结肠炎合并阿米巴肠病明确。

【鉴别诊断】

（1）急性感染性肠炎：患者急性起病，发热、腹痛、腹泻需与急性感染性肠炎相鉴别，致病菌如志贺菌、空肠弯曲菌、沙门菌、产气单胞菌、大肠埃希菌、耶尔森菌等。感染性肠炎常有不洁饮食史，急性起病，腹泻伴有发热、腹痛，一般病程数天到 1 周，抗菌药物治疗有效。

（2）结肠、直肠癌：多发生在中老年人群，有家族性肠息肉病史及结肠、直肠癌家族史患者发病年龄可提前，临床表现可有血便，位置较低的直肠癌经直肠指诊可触及肿块，经结肠镜检查可见病变部位肿物，表面可呈菜花样，触之易出血，局部黏膜皱襞紊乱，肠蠕动变差，溃疡型需行病理检查明确诊断。

（3）肠道血吸虫病：有疫水接触史，常有肝脾大，大便检查可见血吸虫卵，孵化毛蚴阳性，急性期结肠镜可见直肠结肠黏膜有黄褐色颗粒，活检病理可见血吸虫卵，血清血吸虫抗体阳性。

【治疗】

给予甲泼尼龙治疗及柳氮磺胺吡啶片口服，患者体温降至正常，3 天后血便消失，一般状态好转。

病例分析

溃疡性结肠炎是一种病因尚不十分清楚的直肠、结肠慢性非特异性炎症性疾病，病变局限于大肠黏膜及黏膜下层，病变多位于乙状结肠及直肠，不能改变范围也可延伸至降结肠甚至整个结肠。病变可发生在任何年龄，多见于 20～50 岁人群，男、女病变差异不明显 [男、女比为（1.0 ～ 1.3）：1]。
我国溃疡性结肠炎发病率约在 11.6/10 万。临床表现为持续或
反复发作的腹泻、黏液脓血便伴腹痛、里急后重，以及不同程
度的全身症状，也可有皮肤、黏膜、关节、眼、肝胆等肠外表
现。黏液脓血便是溃疡性结肠炎最常见的症状。溃疡性结肠炎
需在排除感染性和其他非感染性结肠炎的基础上，依靠临床症
状、内镜及病理做出诊断。结肠镜下溃疡性结肠炎病变多从直
肠开始，呈连续性、弥漫性分布，轻度炎症内镜表现为红斑、
黏膜充血和血管纹理消失；中度炎症表现为血管形态消失，出
血、糜烂，粗糙颗粒样外观，黏膜脆性增加；重度表现为黏膜
自发性出血及溃疡。病程较长时会出现结肠袋形态消失，肠腔
狭窄及假性息肉。黏膜活检建议多点取材，活动期病理表现：
固有膜内有弥漫性急慢性炎性细胞浸润，包括中性粒细胞、淋
巴细胞、浆细胞、嗜酸性粒细胞等，尤其是上皮细胞间有中性
粒细胞浸润（即隐窝炎），乃至形成隐窝脓肿；隐窝结构改变，
隐窝大小、形态不规则，分支、出芽，排列紊乱，杯状细胞减
少等；可见黏膜表面糜烂、浅溃疡形成和肉芽组织。缓解期病
理表现：黏膜糜烂或溃疡愈合；固有膜内中性粒细胞浸润减少
或消失，慢性炎性细胞浸润减少；隐窝结构改变可保留，如隐
窝分支、减少或萎缩，可见帕内特细胞（Paneth cell）化生。

本病例发病时间较短，对于病程不超过 6 周的腹泻需要与
感染性肠炎进行鉴别。感染性肠炎多有流行病学史包括不洁
饮食史、疫水接触史等。病程一般不超过 4 周，部分慢性感染
者可迁延不愈。病原主要包括志贺菌、沙门菌、大肠杆菌、结

核杆菌、难辨梭状芽孢杆菌、空肠弯曲菌、巨细胞病毒、血吸虫、隐孢子虫、溶组织阿米巴原虫等。粪便的微生物学检查对感染性肠炎的诊断至关重要，留取大便培养，寻找寄生虫卵及阿米巴滋养体，以及血清学检测阿米巴抗体、血吸虫抗体均有助于鉴别诊断。

病例点评

溃疡性结肠炎是一种病因尚不十分清楚的结肠和直肠慢性非特异性炎症性疾病，病变局限于大肠黏膜及黏膜下层。本病见于任何年龄，但 20～50 岁最多见，病程漫长，常反复发作。

患者一般起病缓慢，以腹泻为主，排出含有血、脓和黏液的粪便，常伴有阵发性结肠痉挛性疼痛，并里急后重，排便后可获缓解。轻者每日腹泻不足 5 次，重者每日腹泻在 5 次以上，为水泻样便或血便，腹痛较重，有发热症状，体温可超过 38.5 ℃，脉率大于 90 次 / 分。

患者腹泻，排血性、脓性便和黏液便，与细菌性痢疾或阿米巴痢疾临床表现相似易误诊。本病例因粪便找到阿米巴包囊体而误诊为肠阿米巴病，粪便找到阿米巴包囊体只能说明患者处于携带状态而非感染，只有找到阿米巴滋养体才可诊断肠阿米巴病。

参考文献

1. 朱明明，冉志华 . 炎症性肠病的鉴别诊断 [J]. 胃肠病学，2011，16（1）：1-4.
2. 中华医学会消化病学分会炎症性肠病学组 . 炎症性肠病诊断与治疗的共识意见

（2018 年·北京）[J]. 中国实用内科杂志，2018，38（9）：796-813.

3. WANG Y F，OUYANG Q. Ulcerative colitis in China：retrospective analysis of 3100 hospitalized patients[J]. J Gastroenterol Hepatol，2007，22（9）：1450-1455.

4. HARBORD M，ELIAKIM R，BETTENWORTH D，et al. Corrigendum：Third European Evidence-based Consensus on Diagnosis and Management of Ulcerative Colitis. Part 2：Current Management[J]. J Crohns Colitis，2017，11（12）：1512.

5. CHOW D K ，LEONG R W，TSOI K K ，et al. Long-term follow-up of ulcerative colitis in the Chinese population[J]. Am J Gastroenterol，2009，104（3）：647-654.

（马春华）